Gymnastik mit dem Pezziball

Gymnastik mit dem Pezziball

Übungsprogramme

Alexander Jordan & Martin Hillebrecht

Meyer & Meyer Verlag

Papier aus nachweislich umweltverträglicher Forstwirtschaft.
Garantiert nicht aus abgeholzten Urwäldern!

Gymnastik mit dem Pezziball

Bibliografische Information der Deutschen Nationalbibliothek
Die Deutsche Nationalbibliothek verzeichnet diese Publikation in der Deutschen Nationalbibliografie; detaillierte bibliografische Details sind im Internet über <http://dnb.d-nb.de> abrufbar.

5. überarbeitete Auflage 2006
6. Auflage 2009
Adelaide, Auckland, Budapest, Cape Town, Graz, Indianapolis, Maidenhead, Olten (CH), Singapore, Toronto
Member of the World
Sport Publishers' Association (WSPA)
Druck: B.O.S.S Druck und Medien GmbH
ISBN 978-3-89899-473-6
www.dersportverlag.de
E-Mail: verlag@m-m-sports.com

INHALT

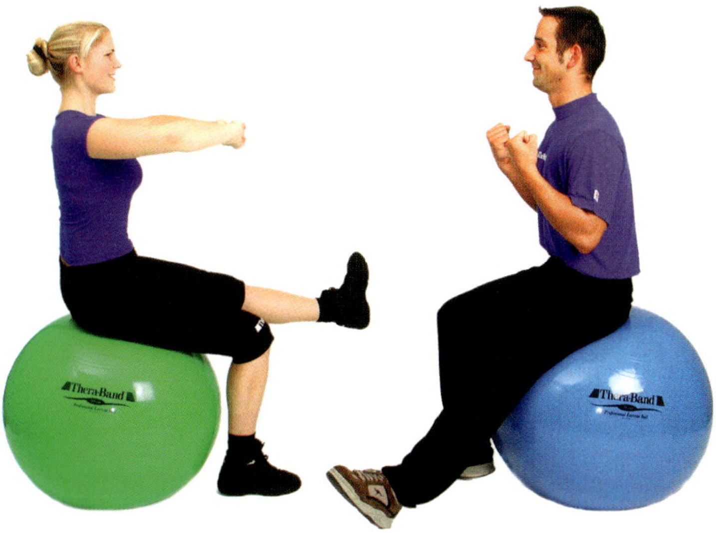
Thera-Band
Thera-Band

Vorwort

Wir freuen uns über eine weitere Auflage des Titels, der nun bereits fünf Jahre besteht. Das haben wir zum Anlass genommen, eine Überarbeitung kleinerer, aber nicht ganz unwichtiger Teilbereiche vorzunehmen.

Auffällig wird sich die neue Bebilderung auswirken, wo wir uns an dieser Stelle herzlich bei den Fotomodellen Sonja Weiland, Bea Hillebrecht und Tomek Brokowski bedanken möchten, die hervorragende Arbeit geleistet haben. Auch Rudolf Hillebrecht gilt ein herzliches Dankeschön, der mit Geduld die ausgezeichneten Fotoaufnahmen gemacht hat. In die Fotoaufnahmen sind vielschichtige Erfahrungen eingeflossen, die wir in den vergangenen Jahren in der sportpraktischen Arbeit sammeln konnten.

In diesem Zusammenhang sei auch darauf hingewiesen, dass der Titel um zahlreiche Übungen umfangreicher geworden ist, sodass dem Leser eine noch größere Vielfalt der Pezziballgymnastik angeboten wird.

Im theoretischen Teil haben wir vor allem Ergänzungen zum Kräftigen und Dehnen als auch zu den Erkenntnissen des *Sitzens* vorgenommen, um diese Kapitel aktualisiert auf dem neuesten Stand halten zu können.

Dank gebührt dieses Mal vor allem der Firma THERA-BAND GmbH (Deutschland), die uns mit Material und Bekleidung großzügig unterstützt hat.

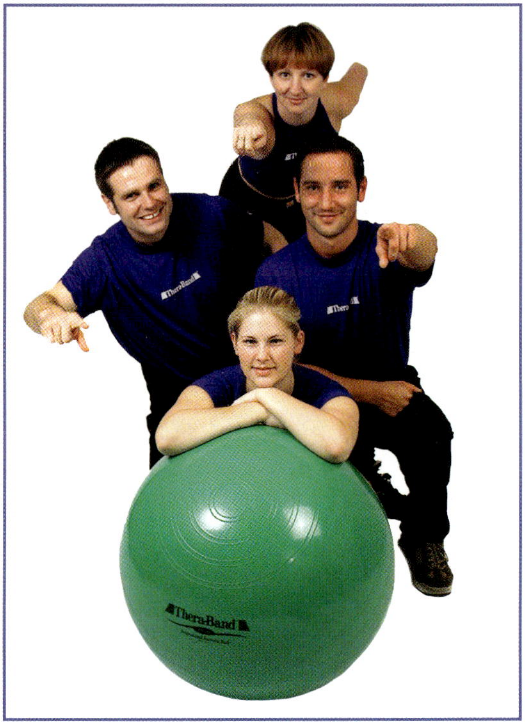

Wir hoffen, dass wir mit der Überarbeitung dieses Titels „Gymnastik mit dem Pezziball" wieder viele Leser gewinnen können, die uns dann mit ebenso viel Elan und Begeisterung über ihre Erfahrungen im Umgang mit dem Buch berichten, wie das in der Vergangenheit der Fall gewesen ist.

Alexander Jordan
und Martin Hillebrecht

I Einleitung

„Pezziball – ist das nicht der große Ball, auf dem man sitzen, hüpfen, rollen und noch vieles mehr machen kann?"

Der Pezziball, der zunächst nichts anderes ist als ein überdurchschnittlich großer Ball, ist mittlerweile sehr weit verbreitet. Neben der Bezeichnung *Pezziball* ist er auch unter den Namen *Sitzball*, *Fit-Ball* und *Therapieball* bekannt.

Ursprünglich stammt der Pezziball aus der krankengymnastischen Therapie. Doch schon längst hat seine Anwendung diese Grenzen gesprengt. Heute gehört er oftmals schon zur Ausstattung von Turnhallen und Bädern, wird häufig im Sportunterricht und in der Gymnastik eingesetzt und findet Anklang beim Gebrauch in Kindergärten, in Vereinen und Heimen bis hin zur privaten Nutzung. Es ist keine Seltenheit mehr, dass man bei Besuchen von Freunden, Bekannten und Kollegen einen Pezziball im Wohn-, Arbeits- oder Kinderzimmer findet.

Viele Menschen leiden heute unter verschiedensten Schmerzen – im Rücken, Kopf, Nacken, in den Schultern, in den Armen und Händen und in den Knien und Füßen. Die Ursache dafür hängt meistens auch mit Bewegungsmangel zusammen. Sollte das so sein, dann ist keiner von uns mit diesem Problem allein.

Unsere Umwelt, das heißt unsere Arbeitswelt, unsere Freizeitgestaltung, unsere Ausbildungswelt, ist einem ständigen Wandel unterworfen. Dieser Wandel scheint uns vor allem eine stark zunehmende sitzende Tätigkeit zu bringen. Mit Ausnahme weniger Momente sitzen wir fast ausschließlich den gesamten Tag über – beim Frühstück, auf dem Weg zur Arbeit, zur Schule oder in die Stadt, in Pausen, zum Entspannen und beim Fernsehen. Der Körper und der Geist reagieren auf einen derartig veränderten Lebensablauf auf ihre Weise: Hier kommt es oftmals zur Abnahme der Muskulatur in Form von Abschwächung und Verkürzung einzelner Muskelgruppen, zur Leistungsminderung des Herz- und Kreislauf-Systems sowie zum Verlust von bestimmten koordinativen Fähigkeiten, wie beispielsweise der Ausprägung des Gleichgewichtssinns. Nicht zuletzt steigt auch die allgemeine persönliche Empfindung, dass ein seelischer und körperlicher Ausgleich fehlt.

Eine Entscheidung für mehr Gesundheit und eine bessere Fitness!

Der Pezziball bietet hier erste und auf lange Sicht auch dauerhafte Möglichkeiten, Veränderungen vorzunehmen, um einen individuell verbesserten Zustand zu erreichen. Er stellt nicht nur eine alternative Sitzgelegenheit gegenüber dem herkömmlichen Stuhl dar, sondern ist gleichzeitig auch ein Bewegungsgerät, das allein durch seinen hohen Aufforderungscharakter zur Gymnastik oder zum Spielen und Entspannen animiert. Bei seiner Nutzung kann er sowohl Bewegungen fordern als auch fördern. Dabei ist bereits eine aktive und gesteigerte Beanspruchung von Muskulatur mit einbezogen. Vielfache Trainingsreize werden demnach wirksam gesetzt, ohne dass man sich bewusst zur Gymnastikstunde aufraffen muss. Ein aktives Körpertraining ist die Folge.

Was leistet dieses Buch?

Mit leicht verständlichen Informationen zum Pezziball, zu dessen Eigenschaften und zum Aufbau eines effektiven Trainings soll das Interesse am Ball geweckt werden. Hinzu kommt ein ausführlicher Abschnitt zum Thema Sitzen und Sitzverhalten. Die Rubrik *Der praktische Tipp!* strebt eine direkte Verknüpfung zum folgenden umfangreicheren, praktischen Teil an. Dort werden zahlreiche Übungen dargestellt, die durch eine detaillierte Übungsbeschreibung und durch Hinweise auf die Funktion der angesprochenen Muskulatur sofort umzusetzen sind. Darüber hinaus bekommen auch diejenigen Übungshinweise, die den Pezziball bereits gelegentlich oder dauerhaft als Sitzmobiliar nutzen oder ihn in Zukunft benutzen wollen. Eine aktive Bewegungspause oder eine kurze Entspannungsphase auf und mit dem Ball fördert nicht nur wieder die Konzentration während der Schreibtischarbeit, sondern setzt auch positive Trainingsreize. Abschließend werden dem Leser beispielhaft zusammengestellte Übungsprogramme angeboten.

Viele Menschen möchten heute in ihrer Freizeit selbstständig etwas für sich tun. Diesem Trend versucht das Buch entgegenzukommen. Doch nicht nur einzelne Personen werden zum individuellen Training mit dem Pezziball angeleitet. Im Besonderen auch Sportlehrer, Übungsleiter, Gymnastiklehrer und andere Bewegungspädagogen werden hilfreiche Anregungen zur Unterrichtsgestaltung finden. Ein abwechslungsreicher und erweiterter Stunden- und Trainingsaufbau kann dabei ein Ziel beim Gebrauch des Pezziballs sein. Die direkte Umsetzung der Übungen in die Praxis sollte dabei nahtlos gelingen.

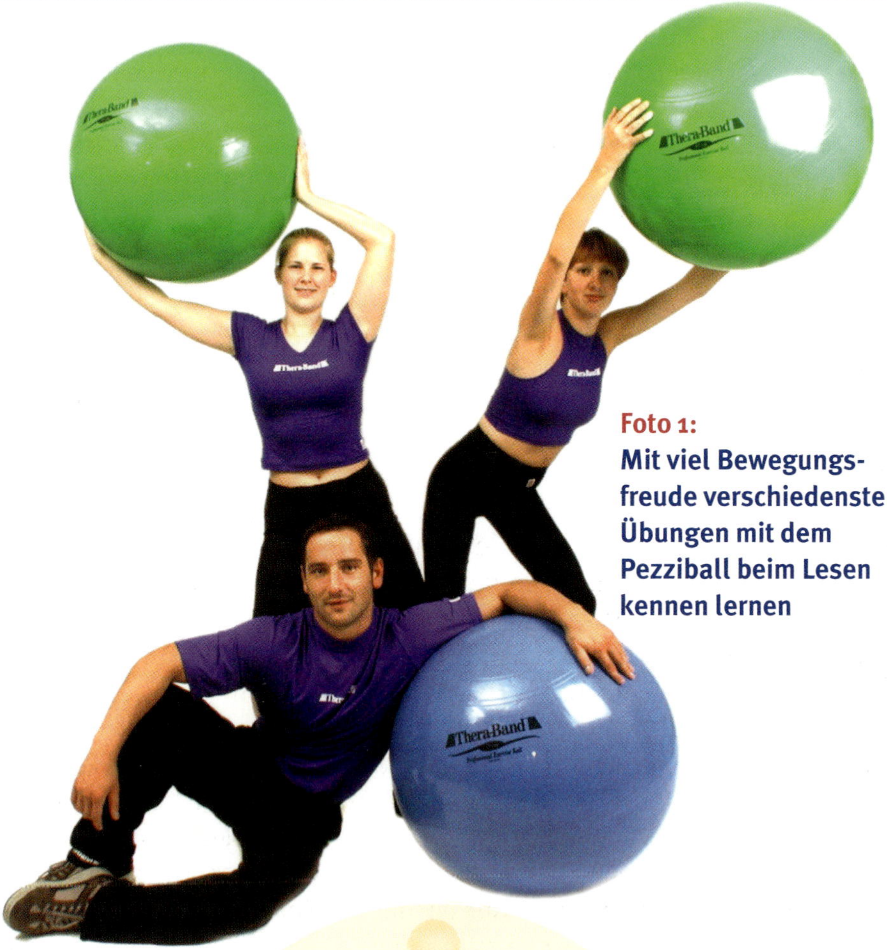

Foto 1:
Mit viel Bewegungsfreude verschiedenste Übungen mit dem Pezziball beim Lesen kennen lernen

„Bewegung ist Leben,
und Leben ist Bewegung.

Je weniger Bewegung,
desto weniger Leben.

Hört die Bewegung auf,
endet das Leben.

Leben und Bewegung
sind ein und dasselbe.“

(Adriana Zillo – Dr. Hans Greising)

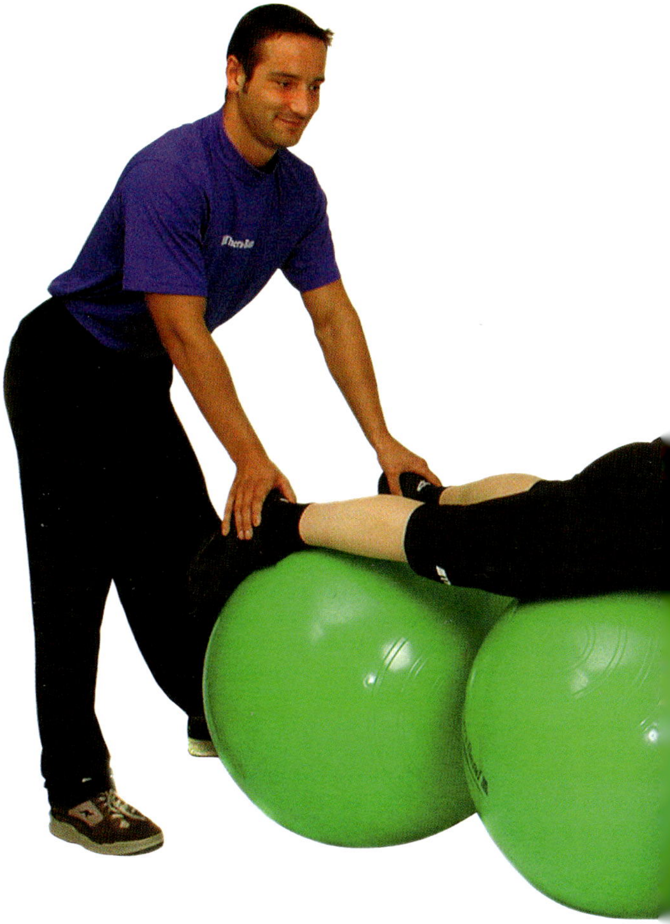

THEORIE

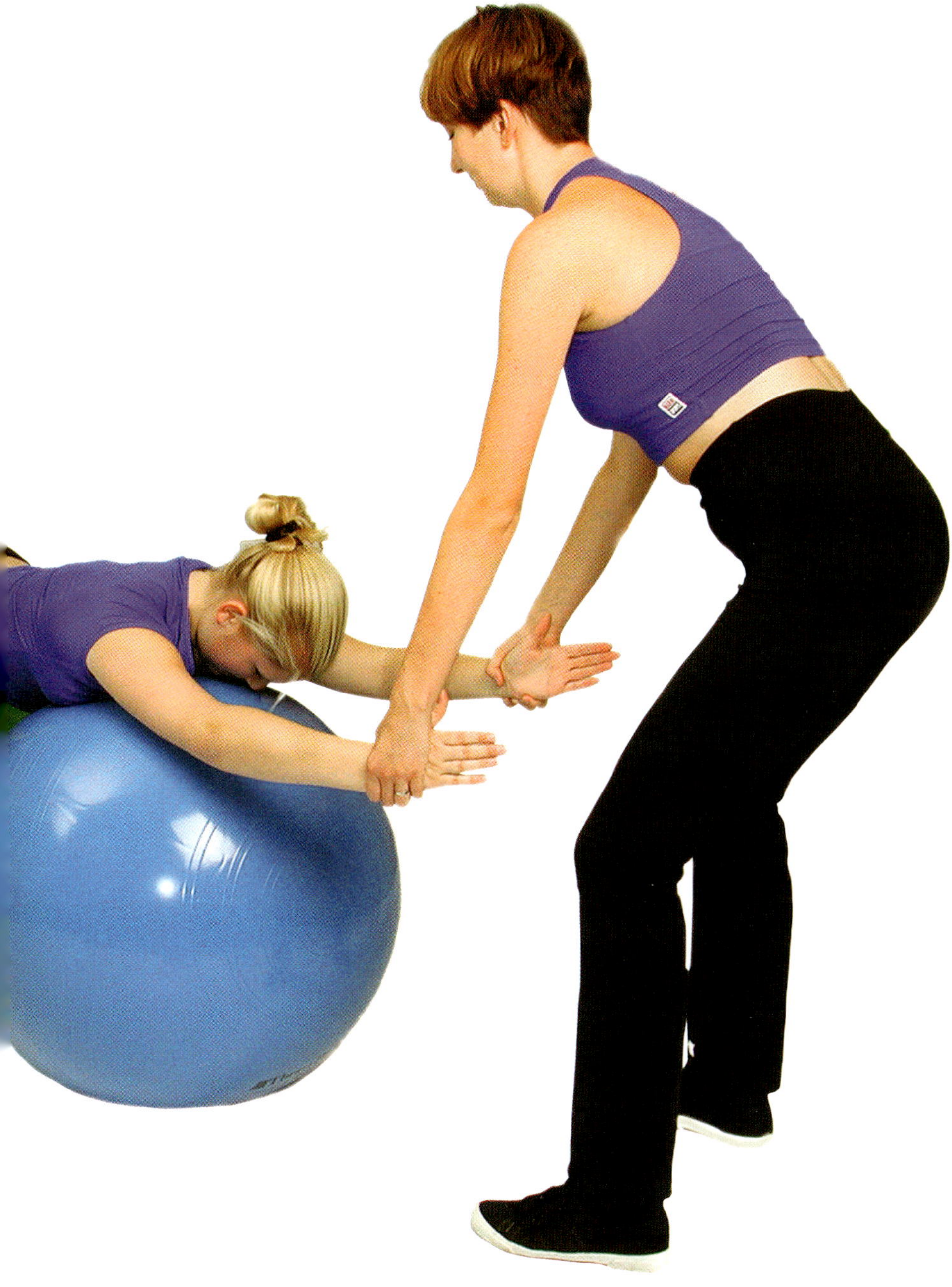

THEORETISCHER TEIL

In diesem Teil des Buches wird auf die Verwendungsmöglichkeiten des Pezziballs als Bewegungsgerät eingegangen. Anschließend sollen die gesundheitlichen Auswirkungen bei der Nutzung des Pezziballs erläutert werden. Die allgemeinen Hinweise halten Informationen zur Anschaffung, zum Gebrauch und zur Behandlung des Balls bereit. Abgeschlossen wird dieser Teil durch Hintergrundinformationen zum Sitzen auf und zur Gymnastik mit dem Pezziball.

Ziel soll es sein, den Benutzer zu befähigen, sich selbstständig Übungen aus dem dann folgenden Angebot auszuwählen und sie zweckmäßig zu einem Übungsprogramm zu verbinden. Je mehr Kriterien der Leser besitzt, desto leichter kann er sich sein eigenes Programm zusammenstellen oder Übungen für ein Trainingsprogramm in einer Übungsgruppe auswählen.

Der Theorieteil richtet sich an unterschiedliche Zielgruppen. Anfänger im Bereich der Gymnastik mit dem Pezziball sollten den gesamten Theorieteil beachten. Fortgeschrittene können nach der Lektüre des Kapitels VI sofort mit dem Üben und Trainieren beginnen.

II Der Pezziball – mehr als nur ein Bewegungsgerät

Der Pezziball, der zum Ausprobieren und Bewegen einlädt, bietet seinem Benutzer viele Vorteile. Diese können mit den Attributen Vielfalt, Attraktivität und Dynamik versehen werden. Was sich dahinter verbirgt, soll im folgenden Abschnitt Darstellungsgegenstand sein.

1 Vielfalt statt Einfalt – Möglichkeiten der Anwendung

Vielseitigkeit pur – solange sich der Ball bewegt.

Die Möglichkeiten der Anwendung des Pezziballs scheinen grenzenlos zu sein.

Zunächst war der Einsatz des Balls lediglich auf den therapeutischen Bereich beschränkt. Er wurde in den Bereichen der Prävention und Rehabilitation – hier vor allem in der Physiotherapie – eingesetzt.

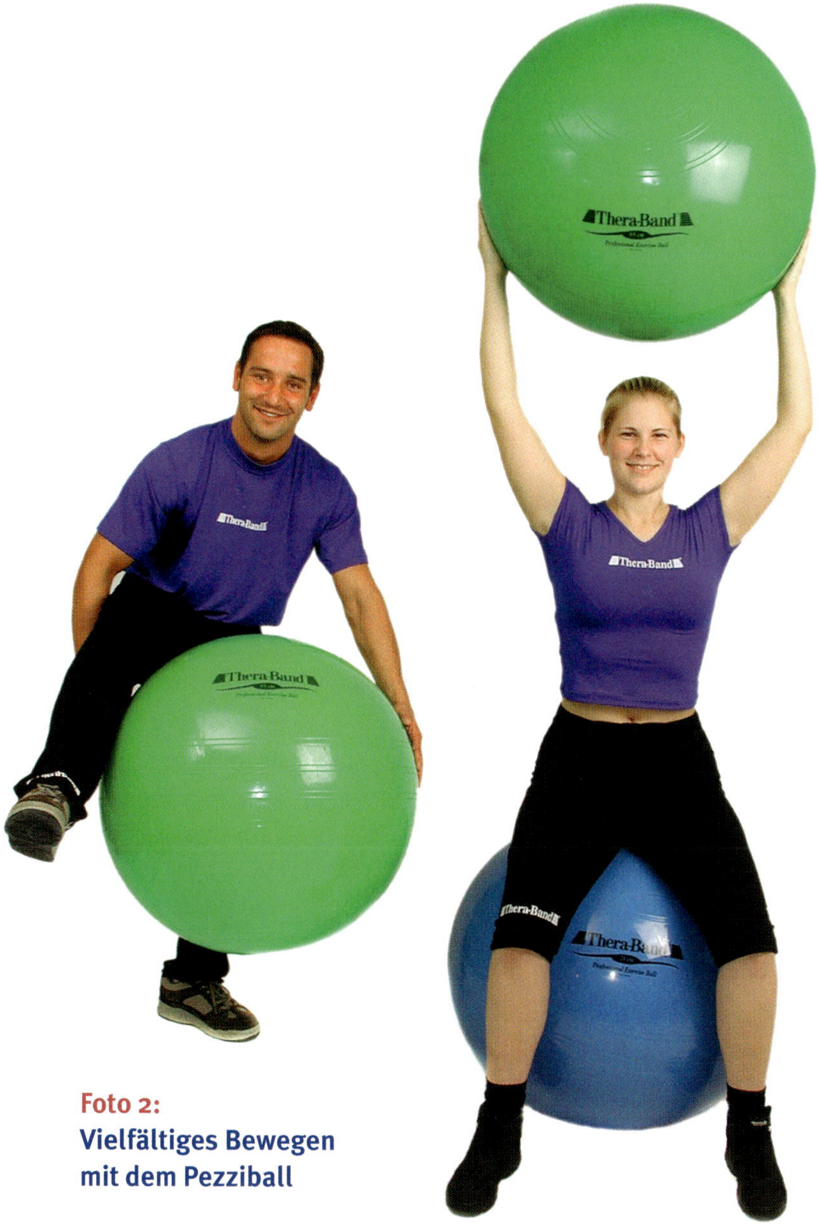

Foto 2:
Vielfältiges Bewegen mit dem Pezziball

Seine vornehmliche Nutzung auf diesem Gebiet gehört jedoch seit längerer Zeit der Vergangenheit an. Der Anwendungsbereich hat sich bedeutend erweitert:

Der Ball wird eingesetzt

- als Sitzgelegenheit zu Hause, in Schulen, Büros und Wartezimmern.
- als Bewegungsgerät zur Gymnastik im Sportunterricht und zu Hause.
- als Freizeitgerät für Kinder.
- in Kindergärten, Heimen und Vereinen.
- im Behinderten- und im Versehrtensport.
- in der Schwangerschafts- und Rückbildungsgymnastik.
- in Kreißsälen zur Geburtsvorbereitung.
- in Rückenschulen und zur Wirbelsäulengymnastik.
- zur Haltungsschulung.
- in der therapeutischen Behandlung.
- in der Krankengymnastik.
- zur Akrobatik.
- an Land und im Wasser.

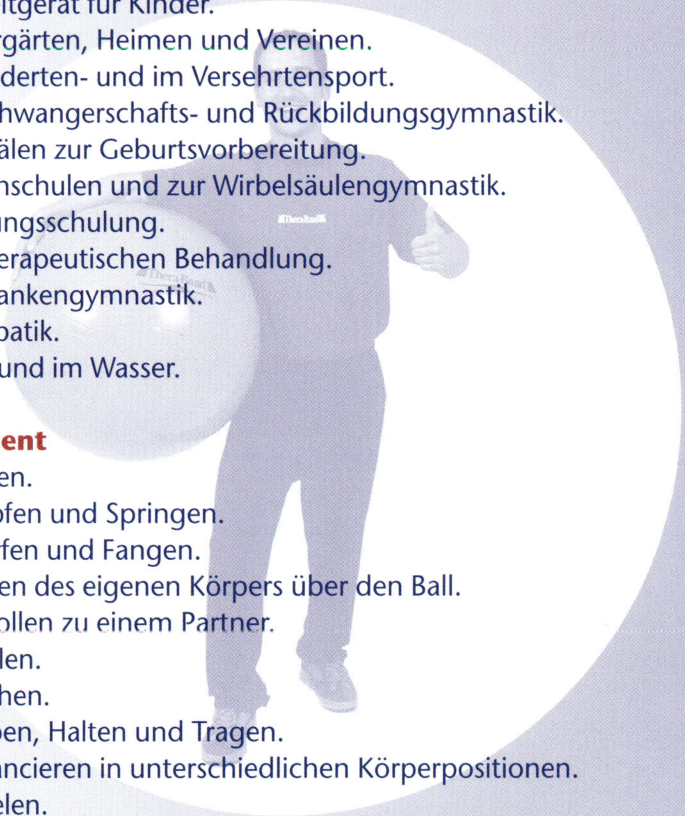

Der Ball dient

- zum Sitzen.
- zum Hüpfen und Springen.
- zum Werfen und Fangen.
- zum Rollen des eigenen Körpers über den Ball.
- zum Zurollen zu einem Partner.
- zum Prellen.
- zum Drehen.
- zum Heben, Halten und Tragen.
- zum Balancieren in unterschiedlichen Körperpositionen.
- zum Spielen.
- zum Tollen und Toben.
- zum Ausruhen und Genießen.
- zum Entspannen.

Diese Aufzählung kann nur beispielhaft sein und ist nicht vollständig.

Im praktischen Teil des Buches werden diese verschiedenen Möglichkeiten der Anwendung aufgegriffen und in Übungen und Übungsformen verarbeitet. Diese unterschiedlichen Übungen sind unter dem allgemeinen

Begriff *Gymnastik mit dem Ball* zusammengefasst. Bei den gymnastischen Formen stehen neben den Bewegungen zum Beispiel des Rollens oder Hüpfens immer auch Anteile, die eine Dehnung oder Kräftigung der Muskulatur bewirken. Darüber hinaus lassen sich Übungen nach weiteren Kriterien aufteilen. Daher erfolgt die Gliederung zur Gymnastik mit dem Ball nach Dehnübungen, Kräftigungsübungen und Übungen zur Verbesserung der Beweglichkeit sowie Koordinationsübungen und Entspannungsübungen.

2 Attraktivität statt Langeweile – Förderung der Kreativität und der Wahrnehmung

Kreativität und Sinneswahrnehmung
Wiederentdeckung fast vergessener Fähigkeiten.

Langeweile stellt sich ein, wenn Gegenstände uninteressant werden und ihren Reiz oder ihre Herausforderung verlieren. Solche Objekte werden dann in der Regel zur Seite gelegt und einfach vergessen. Sie finden keine Anwendung mehr.

Dem Pezziball wird diese Eigenschaft, dass er Langeweile verbreite, nicht zugeschrieben. Stattdessen wird er mit einem hohen Maß an Attraktivität verbunden.

Attraktivität und Aufforderungscharakter des Balls

Beobachtet man Menschen, die erstmals mit dem Pezziball in Berührung kommen, wird man feststellen, dass es in der Regel nur kurze Zeit dauert, bis sie die Lust ergreift, selbst erste Erfahrungen mit dem Ball zu sammeln. Begonnen wird meist im Sitzen. Wenn das anfänglich noch vorhandene Unbehagen gegenüber dem Ball – könnte er nicht doch platzen? – vorüber ist, werden bald weitere Positionen auf dem Ball getestet oder einfache Übungsformen probiert. Die Phase der Erprobung des Balls oder der Gewöhnung an den Ball läuft spontan ab und bedarf meist keiner Anleitung. Eigene Ideen zur Nutzung des Balls können sofort ausprobiert und verwirklicht werden.

Diejenigen, die einen Pezziball haben, bestätigen, dass der Ball eine hervorragende Anschaffung war. Schon bald berichten sie, dass die aktive Auseinandersetzung mit dem Ball ständig neue Überraschungen bereithält. Es kommt häufig vor, dass durch die eigene Kreativität und Experimentierfreude neue Übungsvariationen entstehen. Daran hat der Pezziball einen entscheidenden Anteil. Durch seine Eigenschaft als Ball fordert er seinen Benutzer heraus zu agieren, beziehungsweise notfalls auch zu reagieren. Die Reaktion ist nicht vorgegeben, sondern entspringt dem Geschick und Einfallsreichtum des Übenden.

Bedenken und Sorgen über die Lagerung des Balls sind völlig unbegründet. Selbst die größten Zweifler werden nach wenigen Tagen davon überzeugt sein, dass der ständige und variantenreiche Einsatz des Balls eine Lagerung überflüssig macht.

Förderung der Kreativität

Die Förderung der Kreativität ist ein bedeutender Aspekt. In einer Welt, in der ein großer Anteil unseres täglichen Tuns vorgegeben und eher fremdbestimmt ist, kommt der Verwirklichung der eigenen Ideen und Fähigkeiten eine besondere Rolle zu. Der Pezziball lässt dies zu. Daher ist es wünschenswert, dass der Übende neben den Anregungen, die ihm dieses Buch bietet, immer auch selbst in Vor- und Nachbereitungsphasen zur Gymnastik oder in Pausen auf der Suche ist, wie er den Ball für sich selbst noch weiter nutzen kann. Dabei können völlig unterschiedliche Interessen und Absichten verfolgt werden.

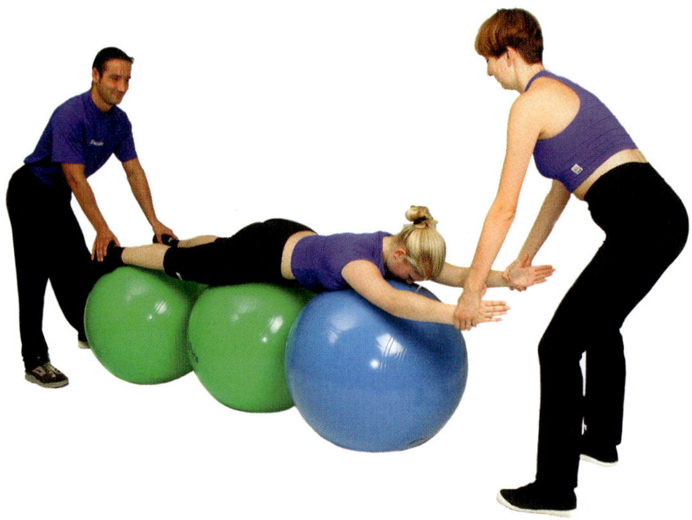

Foto 3: **Kreative Bewegungsform mit dem Pezziball**

Aktivierung der Wahrnehmung

Daneben bringt der Gebrauch des Pezziballs eine zusätzliche Aktivierung der verschiedenen Sinnes- und Wahrnehmungsebenen mit sich. Während im Alltag, im Beruf oder in der Freizeit oft ein starkes Übergewicht auf der optischen und akustischen Wahrnehmungsebene liegt, schafft es der Ball, noch weitere Ebenen der Wahrnehmung anzusprechen und andere Sinne zur Informationsaufnahme zu stimulieren. Hierzu zählen neben dem Licht- und Gehörsinn der Tast- und Hautsinn (taktile Ebene), der Muskel- und Gelenksinn, der die Stellung der Muskeln und Gelenke bei Bewegungen angibt (kinästhetische Ebene), der Gleichgewichtssinn (vestibuläre Ebene) und der Geruchssinn (olfaktorische Ebene).

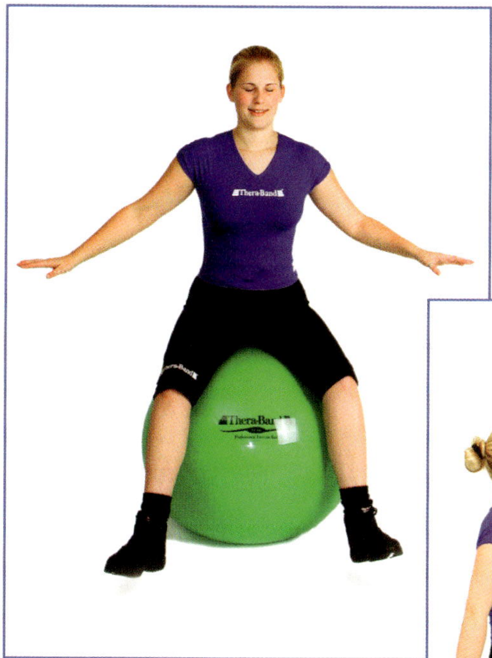

Foto 4:
Stimulation der Wahrnehmung beim Balancieren auf dem Ball mit geschlossenen Augen

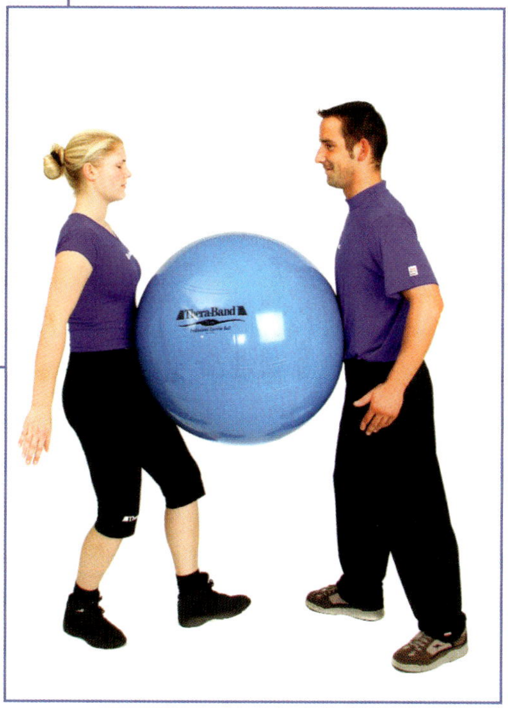

Foto 5:
„Blindenführung" mit dem Pezziball durch den Raum

Der Pezziball ist demnach in der Lage, den gesamten Menschen anzusprechen. Dabei erreicht er nicht nur die Kräftigung der Muskulatur durch verschiedene Übungen, sondern hat auch, wie beschrieben, Einfluss auf die seelische und sinnliche Seite des Menschen.

Haltung bewahren

Haltung betrifft ebenso den gesamten Menschen und hängt sowohl von körperlichen als auch von seelischen Gesichtspunkten ab. Daher gilt es, nicht nur bestimmte Muskelpartien zu trainieren, sondern gleichzeitig an der Grundeinstellung des Menschen und seinem Lebensgefühl zu arbeiten.

Neben der Bereitschaft zum Üben sollte besonders das Verständnis und die Einsicht zum Üben gefestigt werden. Die Pflege der eigenen Gesundheit sollte zum Lebenssinn erhoben werden. Der Pezziball liefert dazu die nötige Motivation und den immer wiederkehrenden Anstoß zum eigenen Tun.

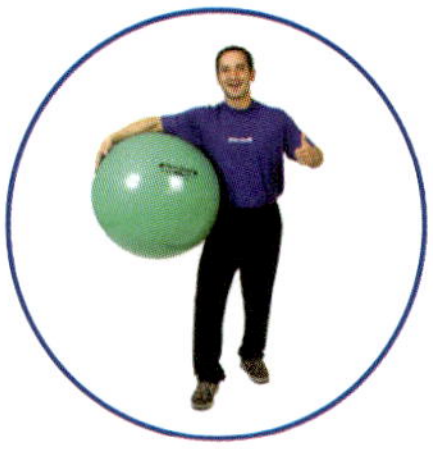

Der praktische Tipp!

Lassen Sie Ihrer Fantasie freien Lauf!
Versuchen Sie, Ihnen bekannte Bewegungen mit dem Ball umzusetzen oder neue Bewegungen zu finden.

3 Dynamik statt Statik – ein Mehr an Bewegung

Bewegung ist Leben und Leben ist Bewegung.

Menschliches Leben ist zwangsläufig mit Bewegung erfüllt. Bereits Neugeborene verstehen es, ihren Willen bewegt an ihre Mitmenschen weiterzugeben. Auch das Kleinkind erfährt seine Umwelt großenteils durch Bewegungen. Im Kindesalter und in der Jugend hat körperliche Aktivität in Form von Spiel, Sport und Bewegung für viele einen festen Platz. Auch wenn bei Kindern und Jugendlichen zunehmend die Freizeitbeschäftigung durch Passivität und Sitzen geprägt ist, lässt sich dennoch sagen, dass sie ihrem Bedürfnis nach Bewegung noch eher nachkommen als Erwachsene.

Bewegung tut Not

In der schnelllebigen Zeit der Erwachsenen findet sich kaum noch Gelegenheit, den Anspruch des Körpers auf Bewegung zufrieden zu stellen. Der Tagesablauf ist oft mit beruflichen und privaten Terminen ausgefüllt, die zwar meist die Psyche und den Geist herausfordern und *bewegen*, aber die körperliche Seite geradezu systematisch vernachlässigen. Maschinen, Computer und technische Hilfsmittel stehen zur Verfügung, um die Arbeit zu erleichtern. Was dabei dem Menschen leider auch immer häufiger abgenommen wird, ist der letzte Rest Aktivität, den er bisher noch aufbringen durfte.

Die Folgen, die aus dieser Bewegungsarmut hervorgehen, legen sich oft in Verspannungen der Muskulatur und einem allgemeinen Unwohlsein des Körpers nieder. Immer häufiger kommt es aber zu Problemen der so genannten *Haltungsschwächen*, die im Weiteren auch zu *Haltungsschäden* fortschreiten können.

Bei kritischer Betrachtung der beschriebenen Situation werden sich viele wieder finden können. Die Reaktionen darauf und die Maßnahmen, die zur Verbesserung beitragen, fallen bei den Einzelnen sehr unterschiedlich aus und decken die volle Bandbreite ab.

„Pro" Pezziball

Der Pezziball bietet hier Bedingungen an, die kaum ein anderes Hilfsmittel auf vergleichbare Weise leisten kann. Allein durch seine Verwendung als Sitzgelegenheit ist er in der Lage, von seinem Benutzer Bewegung zu fordern. Da der Ball nicht fixiert ist, rollt er bei jeder Bewegung des Sitzenden ein wenig hin und her. Damit der Nutzer nicht das Gleichgewicht verliert, ist er aufgefordert, durch Ausgleichsbewegungen dem Rollen des Balls entgegenzuwirken. Diese ausgleichenden Bewegungen können teilweise recht groß oder auch nur sehr klein sein. Aber gerade diese kleinen Bewegungen, die von Außenstehenden kaum zu sehen sind und die der Benutzer des Balls selbst nicht bewusst wahrnimmt, finden ständig statt und haben entscheidende Auswirkungen. Sie sind es, die für das *Mehr an Bewegung* sorgen. Dieses Mehr an Bewegung heißt zunächst auch ein Mehr an Aktivität, ein Mehr an Muskelarbeit und ein Mehr an Beweglichkeit. Konkret spiegelt sich das in diesem Beispiel in einem aktiven und dynamischen Sitzen wider. Das führt damit zu einer ständigen Kräftigung der Haltemuskulatur des Rückens, einer Entlastung der passiven Strukturen wie Knochen, Knorpel, Sehnen und Bänder und einer verbesserten Versorgung der Bandscheiben. Die Aussage: „Beim Sitzen auf dem Ball bewegt man sich mehr als beim Sitzen auf dem Stuhl", ist demnach richtig und der Bewegungsumfang im Alltag steigert sich.

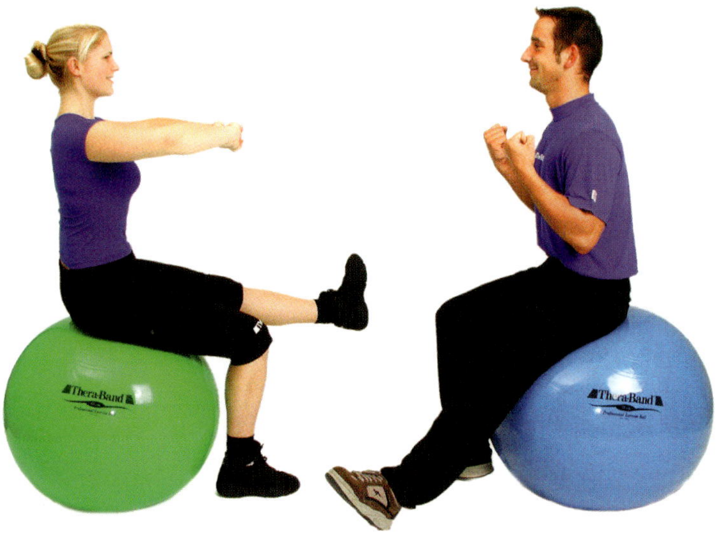

Foto 6: Dynamisches Sitzen mit aerobicähnlichen Bewegungskombinationen auf dem Pezziball

Doch nicht nur bei der Verwendung des Pezziballs als Sitzmobiliar kann ein solches *Mehr an Bewegung* erreicht werden. Auch bei allen anderen in diesem Buch beschriebenen gymnastischen Beispielen ist neben der reinen Ausführung der Übungsform dieses *Mehr an Bewegung*, beispielsweise durch die Forderung nach Gleichgewicht, enthalten.

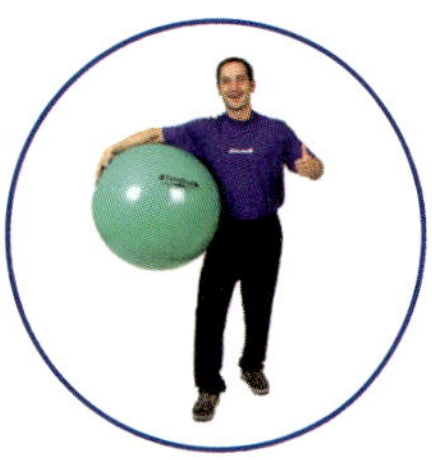

Der praktische Tipp!

Verwenden auch Sie den Ball als Sitzgelegenheit! Nutzen Sie dazu die Übungsreihe in Kapitel V zur Verbesserung der aufrechten Sitzhaltung! Informieren Sie sich dort über die Prinzipien eines gesunden Sitzverhaltens!

III Gesundheitliche Auswirkungen bei der Nutzung des Pezziballs

Der Pezziball bietet hervorragende Voraussetzungen, um positive Effekte für den gesamten Menschen sowohl im körperlichen als auch im seelischen Bereich zu erzielen. Gesundheit und Wohlbefinden durch Bewegung zu fördern, kann als das Ziel des Pezziballs schlechthin bezeichnet werden.

Übersicht:

Gesundheitliche Auswirkungen bei der Nutzung des Pezziballs

Kräftigung des Halte- und Stützapparats

Aktives und dynamisches Sitzen – verbessertes Alltagsverhalten
Entlastung des passiven Bewegungsapparats
Verbesserte Versorgung der Bandscheiben

Verbesserung der Koordination
zum Beispiel:
Gleichgewichtsfähigkeit
Reaktionsfähigkeit
Rhythmisierungsfähigkeit
Orientierungsfähigkeit

Förderung der Beweglichkeit

Entspannung

1 Kräftigung des Halte- und Stützapparats

Benutzt man den Pezziball als Übungsgerät, ist ein Ziel immer der Aufbau und das Training von Muskulatur. Dabei geht es zunächst um einen funktionalen Aufbau des Halte- und Stützapparats. Der Halte- und Stützapparat ist für eine physiologisch richtige Haltung des Menschen im Alltag verantwortlich. Ein aufrechter Stand, Gang oder Sitz ist von der Funktionstüchtigkeit dieses Apparats abhängig. Der Zustand der Muskulatur gibt unter anderem vor, wie stabil und wie lange eine Haltung erzielt werden kann und wie ausgeprägt eine Haltung ist.

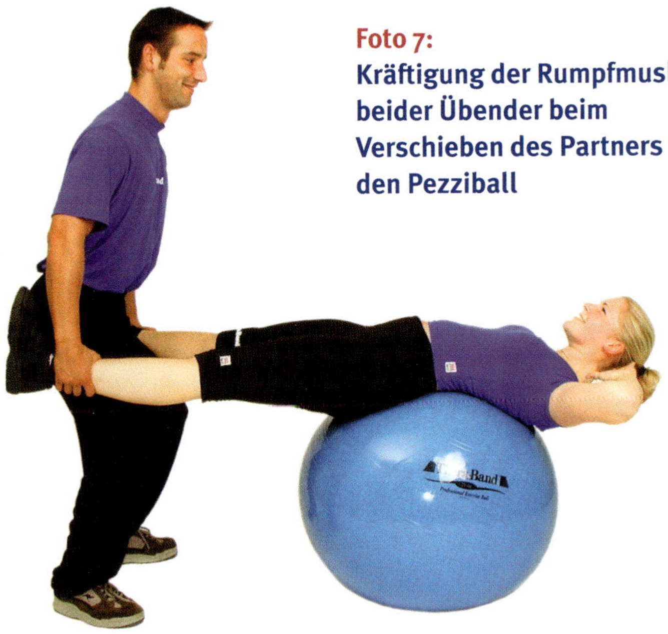

Foto 7:
Kräftigung der Rumpfmuskulatur beider Übender beim Verschieben des Partners über den Pezziball

Eine gut entwickelte Halte- und Stützmuskulatur beeinflusst aber nicht nur die Alltagshaltung und -bewegung. Besonders auch in präventiver Hinsicht auf sportliche Bewegungen kann eine ausreichend kräftige Muskulatur passive Strukturen des Körpers stabilisieren und damit vor Verletzungen schützen.

2 Aktives und dynamisches Sitzen – verbessertes Alltagsverhalten

Das Sitzen auf dem Ball kann als ein *aktives* und als ein *dynamisches* Sitzen bezeichnet werden.

Die Aktivität beim Sitzen rührt daher, dass man keine Rückenlehne wie beim Stuhl hat, die zwar zum einen den Rücken stützt, zum anderen aber die Rückenmuskulatur zum gefährlichen Entlasten anregt. Unbestritten braucht ein Muskel, der angespannt ist und über längere Zeit arbeitet, auch eine Erholung. Diese Phase der Pause sollte jedoch nicht zu Lasten des passiven Bewegungsapparats gehen, worunter man Gelenkstrukturen, Bindegewebe, Knochen, Bänder und Sehnen versteht. Oft zeigt sich, dass sich viele Menschen einfach zurücklehnen und in den Stuhl oder Sessel *hineinfläzen*. Untersuchungen von Wilke et al. (1999) konnten zeigen, dass ein entspanntes Zurücklehnen die Belastungen auf den Bandscheiben gegenüber dem aufrechten Sitz sogar deutlich reduziert (vgl. Abbildung 1). Das, was man subjektiv auch als entspannend wahrnimmt, nämlich eine Entlastung, zeigten auch die Messungen. Allerdings führt ein Sitzen mit Rundrücken zu einer Verdoppelung der Belastung auf der Bandscheibe gegenüber dem Stehen. Aufrechtes Sitzen bedeutet für die Bandscheibe eine verringerte Belastung als im Stehen. Hier unterscheiden sich die Ergebnisse auch gegenüber früheren Messungen von Nachemson (1966).

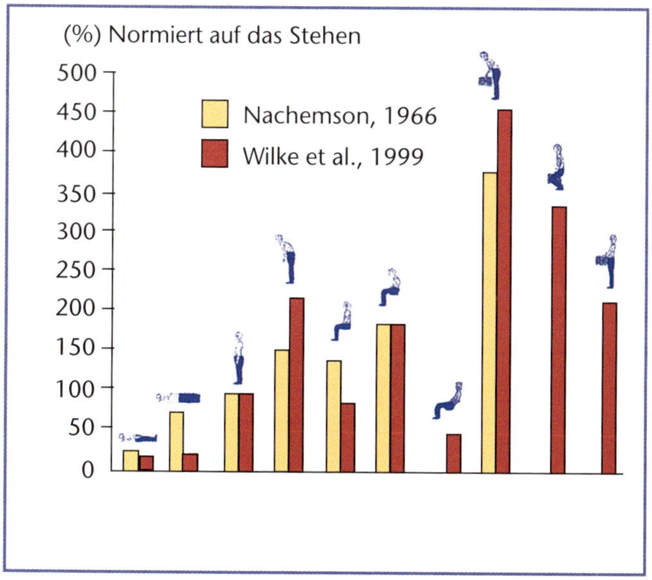

Abbildung 1: Druckverhältnisse in den Bandscheiben bei Alltagbelastungen (normiert auf das aufrechte Stehen; Vergleich der Ergebnisse von Nachemson, 1966 und Wilke, 1999)

Das Sitzen ist daher zunächst nicht als schädlich einzustufen, aber die Sitzposition muss stimmen. Trotzdem sollte aus diesen Ergebnissen nicht abgeleitet werden, dass ein entspanntes Zurücklehnen als günstigste Sitzposition favorisiert wird. So wird durch dieses Zurücklehnen in der Halswirbelsäule eine verstärkte Beugung erzeugt. Ein aufrechter Sitz führt demnach zwar zu niedrigen Belastungen für die Bandscheiben, trainiert aber gleichzeitig die Rückenmuskulatur. Ein entspannter, zurückgelehnter Sitz entlastet die Bandscheiben noch stärker, verändert aber die natürliche Form der Wirbelsäule. Trotzdem ist ein Zurücklehnen von Zeit zu Zeit sinnvoll. Als Ergebnis aus den eben geschilderten Messergebnissen kann man nur ein dynamisches Sitzen fordern und dazu ist der Ball ideal geeignet.

Das dynamische Element des Sitzens auf dem Ball wird durch die Labilität bedingt, die der Ball aufweist. Der Körper reagiert auf diese Dynamik mit vielen kleinen Bewegungen, die einen ständigen Positionswechsel bewirken und somit eine dauerhafte Be- und Entlastung einzelner Muskeln zur Folge haben. Diese Be- und Entlastung findet sich auch im passiven Bewegungsapparat und damit unter anderem in der Wirbelsäule und ihren Bestandteilen wieder. Die Wirbelsäule ist das zentrale Organ des Körpers, das sowohl die aufrechte Haltung stabilisiert als auch Bewegungen wie Beugung, Streckung, Seitneigung und Rotation ermöglicht. Sie besteht aus einzelnen Wirbelkörpern und lässt sich einteilen in die beweglichen Abschnitte der Hals-, Brust- und Lendenwirbelsäule und in den unbeweglichen Abschnitt des Kreuz- und Steißbeins, wo die einzelnen Wirbel zusammengewachsen sind.

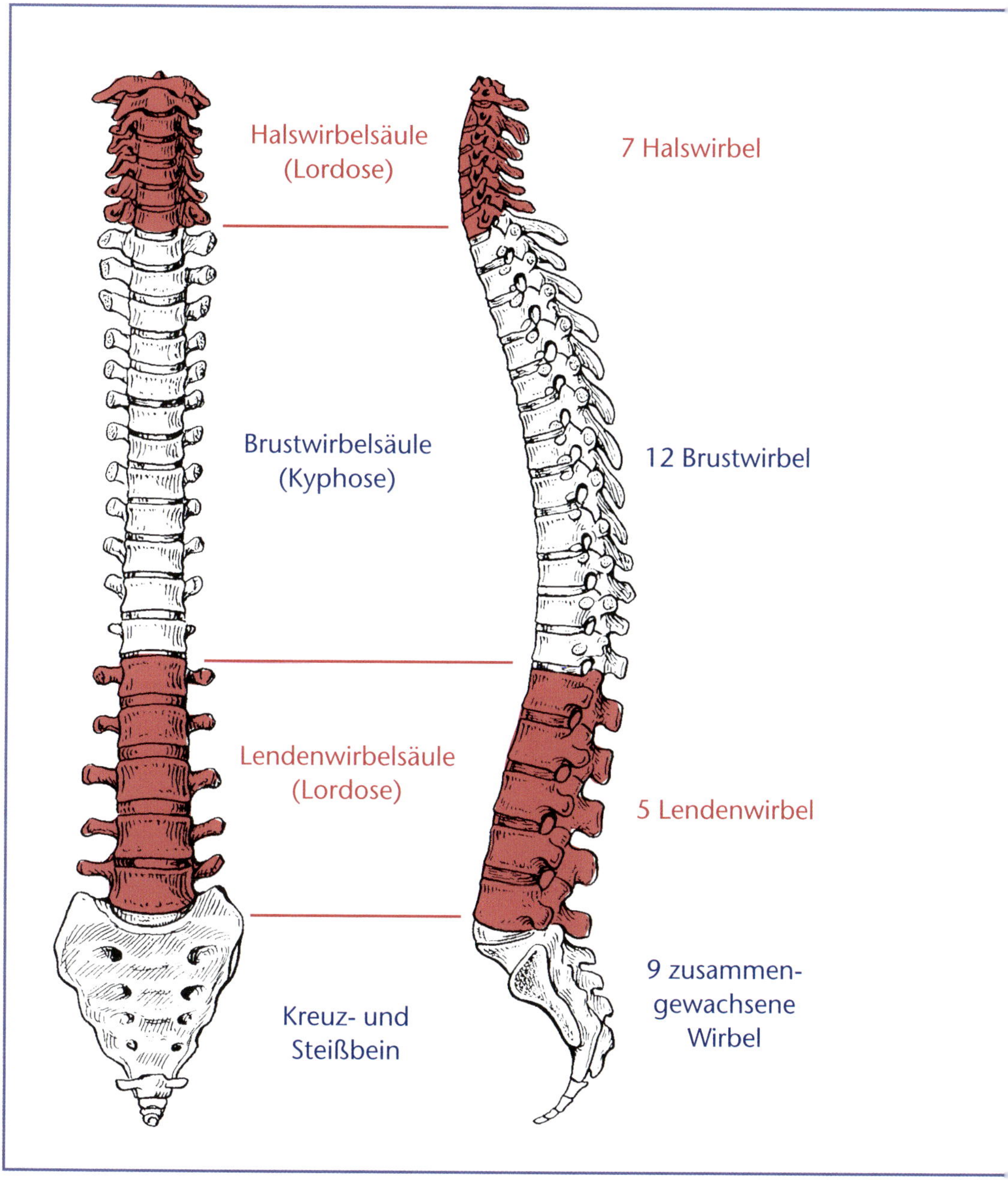

Abbildung 2: **Die Wirbelsäule – Aufbau und Einteilung. Rücken- und Seitansicht (modifiziert nach Reichel et al., 1992, S. 12)**

Zwischen den Wirbelkörpern befinden sich die Bandscheiben. Die Bandscheiben können zum einen als *Puffer* gesehen werden, um Druckbelastungen und Stöße auf die Wirbelsäule zu dämpfen, zum anderen ermöglichen gerade sie die Beweglichkeit der Wirbelsäule. Zusätzlich sind zwei Wirbelkörper noch durch Wirbelgelenke sowie durch Bänder verbunden.

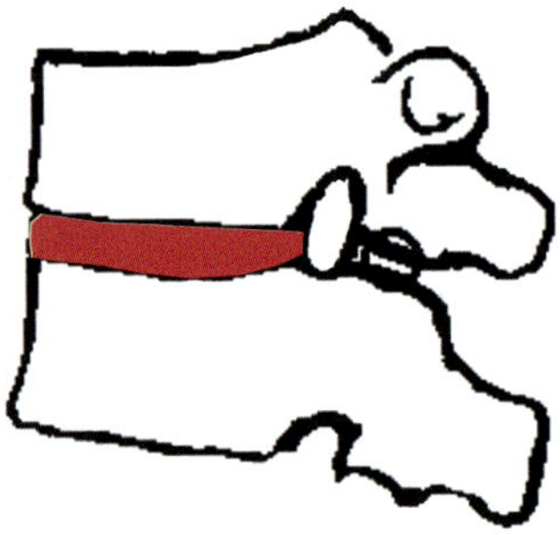

Abbildung 3:
Aufbau der kleinsten Funktionseinheit der Wirbelsäule

Eine Bandscheibe besteht aus einem mehrschichtig angeordneten Faserring, der den zentral gelagerten Gallertkern umschließt.

Die Ernährung der Bandscheiben erfolgt durch die Aufnahme und Abgabe von Wasser über einen Diffusionsvorgang nach dem Schwammprinzip. Für eine gute Vorsorgung der Bandscheiben ist daher auch ein ständiges Be- und Entlasten erforderlich, so wie dies durch das dynamische Sitzen auf dem Ball gefördert wird.

Abbildung 4:
Aufbau der Bandscheibe

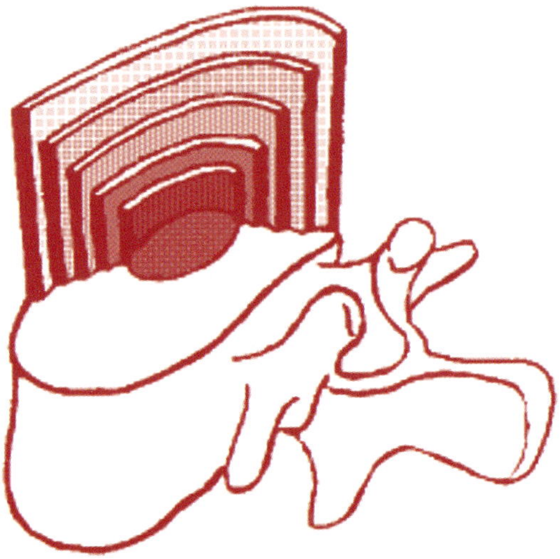

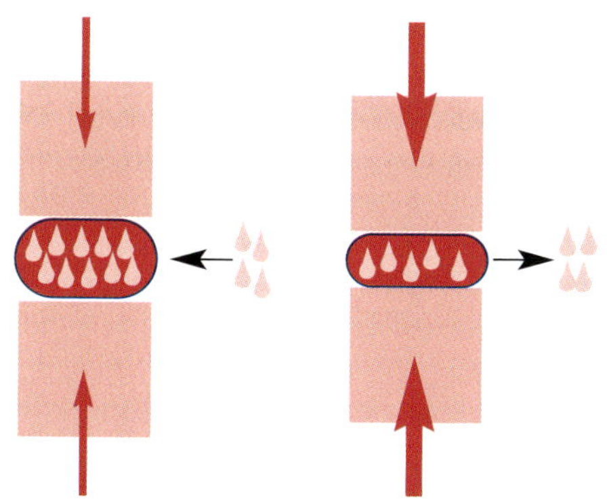

Abbildung 5: Prinzip der Flüssigkeitsaufnahme und -abgabe der Bandscheiben

Das Erreichen einer gleichmäßigen Druckverteilung auf die Bandscheiben kann grundsätzlich als Zielvorstellung bei allen Bewegungen definiert werden, sowohl beim Stehen als auch beim Heben, Tragen oder Sitzen. Das Zeichen dafür ist das Verharren des Gallertkerns im Zentrum der Bandscheibe. Bei einer ungleichmäßigen Druckbelastung hingegen zeigt sich eine Verlagerung des Kerns. Findet diese an der Vorderkante der Bandscheibe statt, wie es beispielsweise beim krummen Heben geschieht, wird der Kern nach hinten geschoben (vgl. Abb. 6). Auf Dauer führt diese Fehlbelastung zu Beschwerden und gegebenenfalls zu physiologischen Schädigungen (vgl. auch Abb. 1).

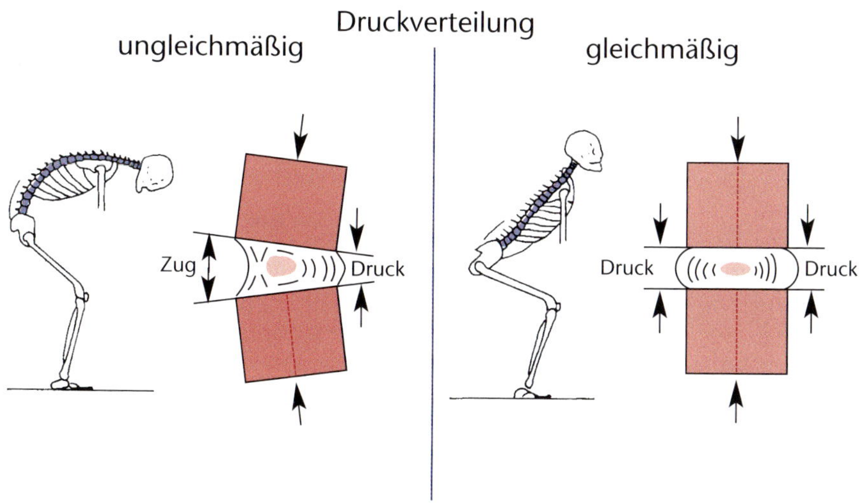

Abbildung 6: Die Druckverteilung der Bandscheiben (modifiziert nach Weineck, [6]1990, S. 72)

Anzustreben ist daher eine physiologisch *richtige* Stellung der Wirbelsäule, die sich durch die natürliche doppelte S-Form der Wirbelsäule ausdrückt, das heißt, im Gegensatz zu einer durchgängig kyphotischen Haltung, sind hier die normalen Schwingungen im Lenden- und Halswirbelsäulenbereich in einer Lordose sowie im Brustwirbelsäulenbereich in einer Kyphose vorhanden.

3 Verbesserung der Koordination

Mit *Koordination* ist das Zusammenspiel von einzelnen Muskeln oder mehreren Muskelgruppen untereinander und miteinander gemeint. Eine gute Koordination drückt sich nach außen durch eine möglichst harmonische Bewegung aus, die einen ausgeprägten Bewegungsfluss aufweist, der ökonomisch und sicher verläuft.

Bei der Gymnastik mit dem Pezziball tritt die Verbesserung der Koordination automatisch ein. Zunächst wird sich diese Verbesserung lediglich auf die Ausführung der Übungsformen beschränken, die beim Training häufig wiederholt werden. Doch bald zeigen sich die Auswirkungen einer gesteigerten Koordination auch im Alltagsverhalten. Sichere und kontrollierte Bewegungen werden die Folge sein und manches Unbehagen bei bestimmten Bewegungen wird verschwinden.

Einen entscheidenden Beitrag dazu liefert die Verbesserung der Gleichgewichtsfähigkeit. Das Gleichgewicht, welches beim Umgang mit dem Ball immer trainiert wird, ist im Alltag ständig gefordert. Tätigkeiten wie Gehen, Stehen, Hinsetzen oder Aufstehen, Bücken oder die Hocke und der Zehenhochstand laufen mehrmals täglich ab.

Neben einer Gleichgewichtsverbesserung werden noch weitere koordinative Fähigkeiten bei der Gymnastik mit dem Pezziball angesprochen und benötigt. So kommt es beispielsweise auch zur Schulung der Reaktionsfähigkeit, die im Zusammenhang mit der Erhaltung des Gleichgewichts auf dem Ball stimuliert wird.

Viele Bewegungen mit dem Ball zeichnen sich als besonders rhythmische Bewegungen aus, wie zum Beispiel das Wippen. Daher werden hier zusätzlich die Fähigkeiten zur Rhythmisierung und Orientierung angesprochen, zumal die Wippbewegung meist nicht nur isoliert ausgeführt wird, sondern mit zusätzlichen Bewegungen der Drehung und des Kreisens verbunden ist.

Bezogen auf ein gesteigertes Bewegungsgefühl im Alltagsverhalten, wirkt sich auch eine Zunahme der Beweglichkeit positiv aus.

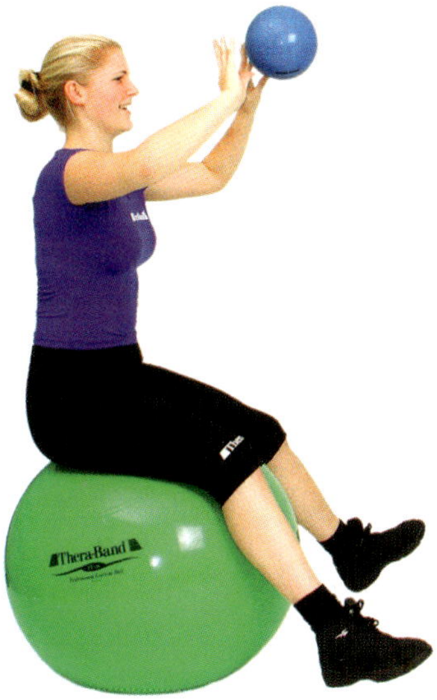

Foto 8: Zwei Partner werfen sich beim Balancieren auf dem Pezziball einen Gymnastikball zu.

4 Entspannung

Der Zustand der Entspannung wird als subjektives Gefühl beschrieben und ist abgegrenzt vom Empfinden der Anspannung. Eine Entspannungsphase hat die Funktion, ein bestehendes Spannungsniveau im Körper zu senken. Eine gewisse Grundspannung wird dabei immer zurückbleiben.

Der Pezziball lädt in verschiedenen Situationen zur Entspannung ein. Einerseits ist es möglich, mit dem Ball eigenständige Entspannungsübungen durchzuführen. Zum anderen wirkt bereits das ständige In-Bewegung-Sein beim Sitzen auf dem Ball entspannend. Der Körper hat damit ein Ventil, über das er durch Bewegung aufgebaute Anspannung abgeben kann. Außerdem besteht immer die Möglichkeit, sich beispielsweise für kurze Zeit über den Ball zu legen, sei es in Rücken- oder in Bauchlage. Das Körpergewicht wird dabei völlig an den Ball abgegeben.

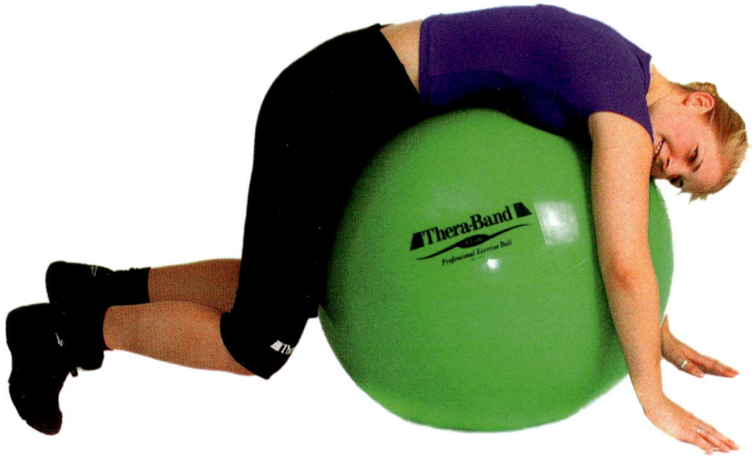

Foto 9: **Entspannte Bauchlage über dem Pezziball**

Der Effekt einer Entspannungsphase wirkt sich sehr unterschiedlich aus. So können die Auswirkungen beispielsweise in einer allgemeinen Beruhigung liegen, in einer verbesserten Konzentrationsfähigkeit oder im Senken des Stresspegels.

Der praktische Tipp!

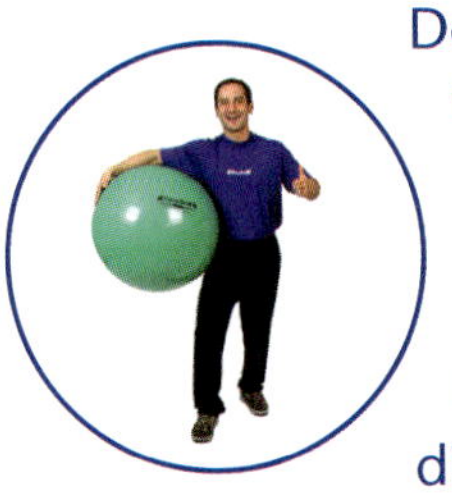

Der Pezziball kann auch Ihnen ohne weitere Bedenken empfohlen werden. Sollten Sie jedoch Zweifel haben, ob Sie den Ball uneingeschränkt verwenden können, dann ziehen Sie auf jeden Fall eine Bewegungsfachkraft oder einen Arzt zur Beratung hinzu. Leiden Sie an einer akuten Erkrankung der Bewegungsorgane oder der Wirbelsäule oder waren Sie aus diesem Grund bereits in Behandlung, so sollten Sie sich unbedingt beraten lassen.

IV Allgemeine Hinweise zur Gymnastik mit dem Pezziball

Folgende Hinweise sollten vor Beginn der Gymnastik mit dem Pezziball beachtet werden. Es werden Ratschläge zur Anschaffung von Bällen und Tipps zum Gebrauch von Bällen formuliert, um ein effektives Üben zu ermöglichen.

1 Ball ist nicht gleich Ball – welcher Pezziball ist der Richtige?

Bei der Anschaffung eines Balls sollten bestimmte Kriterien beachtet werden.

Es gibt unterschiedlichste Angebote. Zur Entscheidungsfindung sollten folgende Punkte abgehandelt werden:

Übersicht: Kriterien zur Anschaffung eines Balls

1. Welche Ballgröße wird benötigt?
2. Welches Modell und welche Ausführung des Balls soll es sein?
   - Welche Form soll der Ball haben?
   - Welche Eigenschaften des Balls werden benötigt, worin soll seine primäre Verwendung bestehen?
   - Welche Farbe soll der Ball haben?
3. Welches Material kommt den persönlichen Ansprüchen entgegen?

1.1 Die Größe des Balls

Zu jeder Körpergröße gibt es auch einen Ball mit dem passenden Durchmesser und damit der angemessenen Ballhöhe. Die Abstufungen der einzelnen Bälle bewegen sich innerhalb der Spanne von 35-120 cm Durchmesser und vollziehen sich großenteils in 10-cm-Abständen.

Die Feinregulierung der Größe des Balls wird über die Stärke des Aufpumpens gesteuert.

Der Ballgröße kommt beim Kauf entscheidende Bedeutung zu. Sie regelt beispielsweise die Sitzhöhe bei der Verwendung des Balls als Stuhlersatz und beeinflusst das Gelingen oder Misslingen einer gymnastischen Übung. Weiterhin gibt sie vor, welche Person den Ball effektiv und funktional benutzen kann. Als Kriterium für die Ballgröße dient meistens die Körpergröße.

Tabelle 1: Verhältnis zwischen Körpergröße und Durchmesser des Balls (Angaben der Vertriebe)

Körpergröße	Durchmesser des Balls
bis 125 cm	35 cm
bis 140 cm	45 cm
bis 155 cm	55 cm
bis 175 cm	65 cm
ab 175 cm	75 cm

Wird die Körpergröße isoliert betrachtet, so kann eine Aussage über die richtige Ballgröße nur pauschal sein.

Ein so genannter *Sitzriese* weist nämlich völlig andere Körperproportionen auf als beispielsweise ein Mensch mit langen Beinen. Daher dient die obige Tabelle lediglich zur Orientierung. Vor einem tatsächlichen Kauf eines Balls sollte die Möglichkeit zum Probesitzen auf dem Ball genutzt werden. Hier kann man anhand der Gelenkstellungen im Knie und in der Hüfte entscheiden, ob der Ball die adäquate Größe hat.

Die ideale Sitzposition auf dem Ball ist wie folgt zu beschreiben: Der Hüftwinkel zwischen Oberschenkel und Oberkörper sowie der Kniewinkel zwischen Oberschenkel und Unterschenkel muss mindestens 90° betragen, während die Füße ganzflächig entspannt den Boden berühren. Vorteilhaft wäre es zur besseren Beckenkippung, wenn der Sitzwinkel zwischen Oberkörper und Oberschenkel größer als 90° wäre, sodass der Oberschenkel leicht nach vorne unten abfallen kann. Das Hüftgelenk wäre damit höher vom Boden entfernt als das Kniegelenk.

Foto 10: Aufrechte Sitzposition

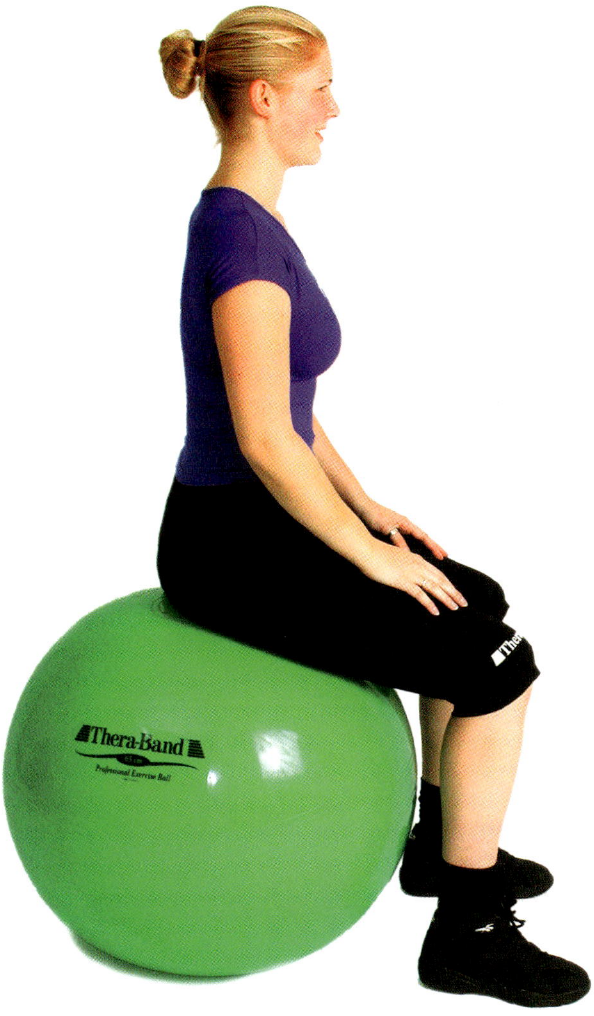

Der praktische Tipp!

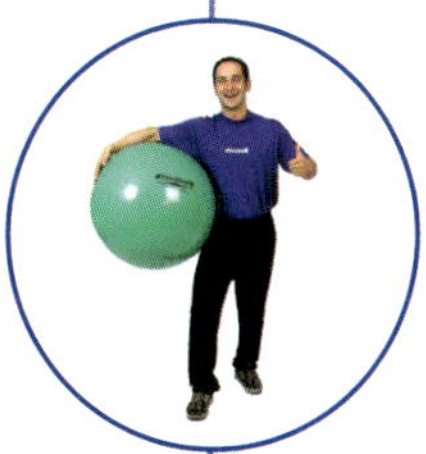

Die ausführliche Beschreibung einer physiologisch günstigen Sitzposition finden Sie in Kapitel V.

1.2 Das Modell und die Ausführung des Balls

Ähnlich wie bei der Ballgröße gibt es auch bei der Ausführung des Balls und damit bei der Form Unterschiede.

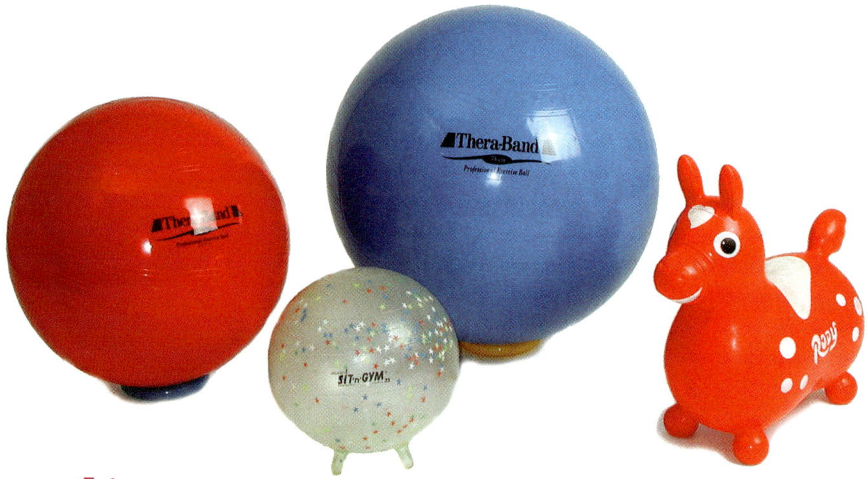

Foto 11:
Unterschiedliche Formen des Balls: der Pezziball, der Pezziball mit Füßchen, das Rody

Die klassische Form ist ein großer Ball, der keine weiteren besonderen Ergänzungen aufweist. Dieser Ball ist universal einsetzbar. Er kann beispielsweise als Sitzgelegenheit dienen. Seine vorrangige Eignung und Verwendung liegt jedoch in der Gymnastik. Er besitzt im Wesentlichen alle Eigenschaften, die andere kleinere Bälle auch haben, und kann deshalb zu denselben Übungsformen eingesetzt werden.

Daneben gibt es zwei weitere Ausführungen, die speziell für Kinder gedacht sind. Zum einen gibt es einen Ball, der mit einem integrierten Haltegriff versehen ist und sich vornehmlich zum Hüpfen und Springen eignet. Die andere Variation ist kein Ball mehr, sondern ein aufblasbares Pferd. Es ist der Pezziball für Kinder ab zwei Jahren. Durch stärkeres Aufpumpen wächst das Sitzpferdchen mit. Die Verwendungsmöglichkeiten sind wiederum vielseitig. Man kann auf dem Pferd *richtig*- und *falsch*herum sitzen, damit schaukeln und spielen.

2 Das ABC des Balls – Wissenswertes über den Pezziball

Bei der Nutzung eines Pezziballs bedarf es einiger besonderer Regeln und Maßnahmen. Deren Beachtung und Einhaltung ist wichtig, um die Freude bei der Verwendung eines funktionsfähigen Balls aufrechtzuerhalten.

Übersicht: Das ABC des Balls

A	Aufpumpen
B	Behandlung und Pflege
C	Gefahren
D	Lagerungsmöglichkeiten
E	Einsatzmöglichkeiten

A. Aufpumpen des Balls

1. Zum Aufpumpen des Balls kann eine Fahrradpumpe oder jede andere Pumpe verwendet werden. Dazu ist im Lieferumfang des Balls ein Rückschlagventil vorhanden, welches das Aufpumpen erleichtert. Außerdem kann der Ball auch mit einem Kompressor aufgeblasen werden – beispielsweise an einer Tankstelle. Dabei ist jedoch besondere Vorsicht geboten!

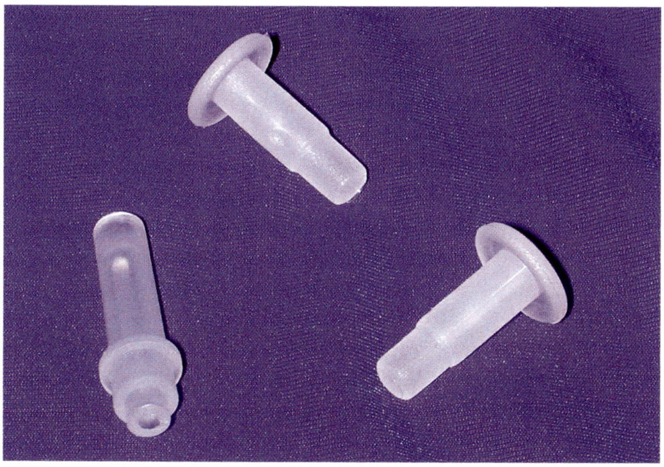

Foto 12: **Optionales Ballzubehör (Stöpsel und Rückschlagventil)**

2. Je nach Hersteller enthält der Lieferumfang des Balls verschiedene Stöpsel, um nach dem Aufpumpen das Lufteinlassloch verschließen zu können. Sollte ein langer Stöpsel dabei sein, empfiehlt sich dessen Verwendung. Ansonsten ist ein kurzer Stöpsel zu benutzen. Die übrigen Stöpsel dienen als Ersatz.

3. Beim erstmaligen Aufpumpen des Balls sollte etappenweise vorgegangen werden. Dadurch werden Ausblähungen vermieden.

4. Beim Aufblasen des Balls ist die angestrebte Endgröße zu beachten. Diese stimmt in der Regel nicht mit der Maximalgröße überein. Sitzt der Benutzer auf dem Ball, sollte das Hüftgelenk höher als das Kniegelenk sein, sodass der Oberschenkel leicht nach unten abfallen kann, wenn der Fuß mit der gesamten Sohle auf dem Boden steht (vergleiche Kapitel V).

5. Beim Sitzen auf dem Ball sollte der Benutzer nicht einsinken. Hier ist insbesondere die Formstabilität und die Härte des Balls zu beachten.

6. Der angegebene Maximaldurchmesser darf beim Aufblasvorgang nicht überschritten werden!

7. An kalten Tagen sollte der Ball vor dem Aufpumpen mindestens eine Stunde ausgepackt in einem Raum mit 20° C Raumtemperatur aufbewahrt werden.

B. Behandlung und Pflege des Balls

8. Ist abzusehen, dass der Ball über längere Zeit nicht benutzt wird, empfiehlt es sich, die Luft aus dem Ball vollständig oder auch nur teilweise entweichen zu lassen. Die Funktionsdauer des Balls wird dadurch erhöht, das Material behält länger seine Eigenschaften bei.

9. Keine spitzen Gegenstände benutzen, um den Stöpsel aus dem Ball zu entfernen, wenn die Luft herausgelassen werden soll. Stattdessen den Stöpsel mit einem Teelöffel oder mit einer Geldmünze aus der Öffnung hebeln.

10. Hat der Ball Noppen, dann sollte ein dauerhaftes Sitzen auf den Noppen vermieden werden. Es können dabei zum Beispiel durch Drehbewegungen unter Gewichtsbelastung extreme Zugkräfte auftreten. Der Ball kann an der Noppe einreißen.

11. Um den Ball von Schmutzrückständen zu befreien, sollte entweder Wasser oder eine sanfte Seifenlauge verwendet werden. Aggressive Reinigungsmittel sind zu vermeiden.

12. Kleinere Löcher im Ball können selbst behoben werden. Flickzeug ist dazu im Fachhandel erhältlich. In der Regel übernehmen weder der Hersteller noch der Vertreiber für geflickte Bälle Garantieansprüche.

C. Gefahren für den Ball

13. Unbedingt zu vermeiden ist eine direkte Hitzeeinwirkung auf den Ball, wie zum Beispiel intensive Sonneneinstrahlung. Dies kann gegebenenfalls zum punktuellen Schmelzen der Balloberfläche führen, was sich wiederum in Ausblähungen bemerkbar machen kann.

14. Die Auswirkungen indirekter Hitzebeeinflussung sind ebenfalls zu beachten. Da sich dabei die Luft im Ball ausdehnt, können Bälle platzen, die prall aufgepumpt und maximal mit Luft gefüllt sind. Vorsicht beim Transportieren von Bällen im Auto an heißen Tagen!

15. Der Kontakt des Balls mit spitzen und kantigen Gegenständen kann diesen zum Zerplatzen bringen (Scherben, Nägel, Möbelecken u. Ä.).

D. Lagerung des Balls

16. Der Ball kann unter Tischen, in Ecken, auf dem Schrank verstaut werden. Die beste Lagerung ist jedoch immer noch die Nutzung.

17. Um das Wegrollen des Balls zu verhindern und das dauerhafte Liegen an jedem beliebigen Ort zu erleichtern, haben sich folgende Hilfsmittel bewährt: Entweder verwendet man einen Blumentopfuntersetzer oder einen alten Fahrradschlauch, der zu einem kleinen Ring geformt wird, um den Ball daraufsetzen zu können. Es werden auch so genannte *Gymnastikringe* (Durchmesser 18 cm) angeboten, die zum Platzieren des Balls dienen.

18. Zur platzsparenden Lagerung mehrerer Bälle gibt es eine Stapelhilfe, um die Bälle übereinander zu lagern.

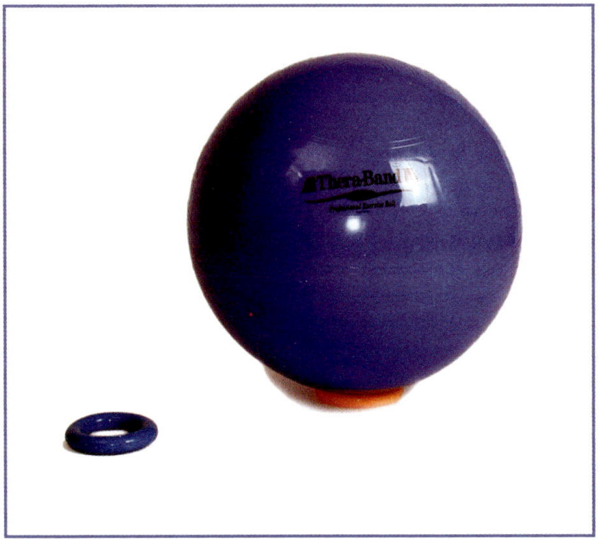

Foto 13:
Lagerungshilfe: Der Gymnastikring

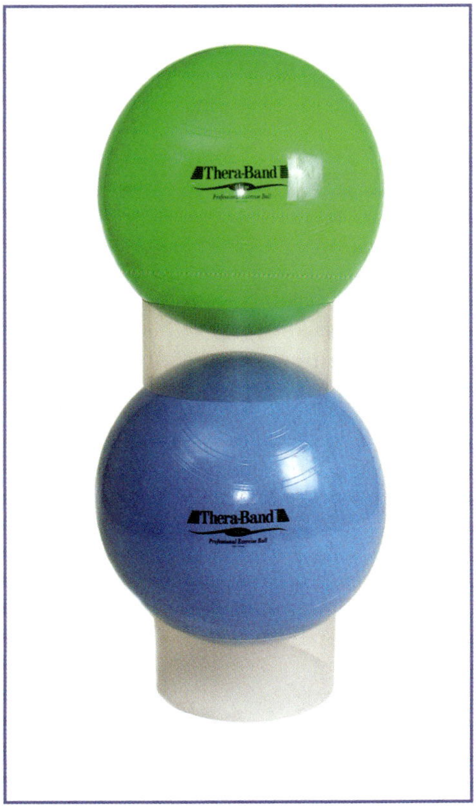

Foto 14:
Lagerungshilfe: Die Stapelhilfe

E. Einsatzmöglichkeiten des Balls

19. Neben der herkömmlichen Verwendung des Balls in Turn- und Gymnastikhallen oder in der Wohnung kann er auch hervorragend im Wasser eingesetzt werden. Zu beachten sind lediglich die Gefahren für den Ball, die unter C. genannt sind.

Insgesamt ist der Pezziball ein sicheres und pflegeleichtes Übungsgerät.

3 Voraussetzungen zum Üben

Es kann bei jeder Gelegenheit, jederzeit, in jeder Kleidung mit dem Pezziball geübt werden.

Prinzipiell wird bereits durch die Verwendung des Pezziballs als Sitzgelegenheit geübt. Im Weiteren ist auch jede Form der Pausengestaltung oder die Durchführung der Gewöhnungsübungen – wie sie im praktischen Teil beschrieben werden – ohne besondere Vorbereitung möglich.

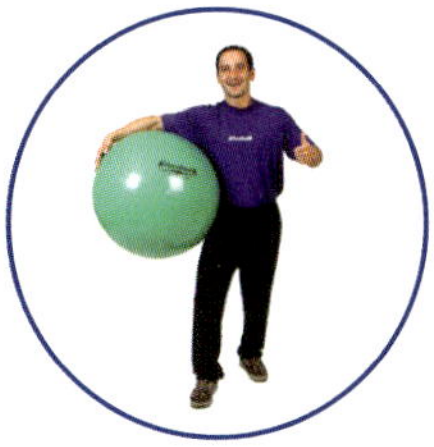

Der praktische Tipp!

Nutzen Sie beispielsweise die 15 Minuten des täglichen *Tagesschausehens*, um ein kleines Gymnastikprogramm mit dem Pezziball durchzuführen.

Soll ein komplettes Gymnastikprogramm mit dem Pezziball durchgeführt werden, so bedarf das einiger Vorbereitungen. Sportliche Kleidung ist anzuraten. Empfehlenswert ist, die verschiedenen Übungen ohne Schuhe in Strümpfen oder barfuß auszuführen, da hier vielfach als zusätzlicher Aspekt ein Training der Fußmuskulatur betrieben werden kann. Bei Spielen, Spielformen oder läuferischen Übungen sollten Schuhe getragen werden – insbesondere beim Laufen auf harten, wenig dämpfenden Böden.

Die Wahl der Tageszeit spielt eine untergeordnete Rolle. Auf jeden Fall jedoch sollte gewährleistet sein, dass genügend Übungszeit besteht, um nicht unter Zeitdruck arbeiten zu müssen. Anderenfalls stellt sich nämlich häufig die Situation dar, dass Übungen nur verkürzt ausgeführt werden und eine abschließende Entspannungsphase gänzlich entfällt. Als Konsequenz hieraus sollte beachtet werden, dass das Training mit dem Ball ebenso in den Tagesablauf eingeplant werden muss wie alle anderen Tätigkeiten.

Der praktische Tipp!

Suchen Sie sich die für Sie optimale Tageszeit zur Durchführung Ihrer Gymnastik mit dem Pezziball aus! Lesen Sie dazu die verschiedenen Möglichkeiten zur Gestaltung Ihres Gymnastikprogramms in Kapitel VI.2 nach!

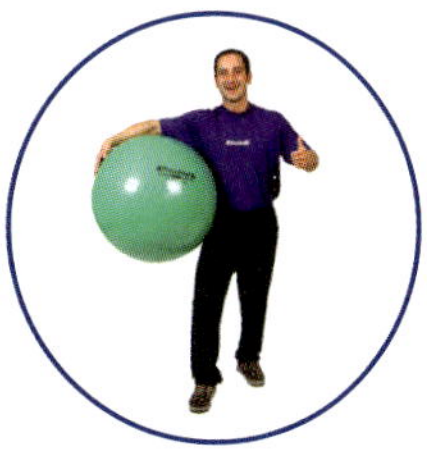

Zusammenfassung

Voraussetzungen zur Durchführung eines Gymnastikprogramms

1. Einplanung des Gymnastikprogramms in den Tagesablauf.
2. Schaffung der notwendigen Übungsfläche.
3. Angemessene und bequeme Kleidung.

V Hintergrundinformationen zum Sitzen auf dem Pezziball

Eine häufige Verwendungsmöglichkeit des Pezziballs ist die als Sitzgelegenheit. Daher soll in diesem Abschnitt im Besonderen das Sitzen auf dem Ball thematisiert werden. Hierzu zählen neben der Beschreibung der korrekten und physiologisch *richtigen* Sitzposition auch das Hinsetzen und Aufstehen sowie Informationen über das Sitzen beziehungsweise das Sitzverhalten im Alltag.

1 Sitzen als Verhaltensweise – oder die Entwicklung zum Homo sedens

Die Verantwortung für das eigene Verhalten und die eigene Gesundheit kann an niemand abgegeben werden.

Sitzen, sitzen, sitzen, schon wieder sitzen, immer noch sitzen

Täglich werden es mehr Menschen, die an einem Arbeitsplatz beschäftigt sind, der vorwiegend durch eine sitzende Tätigkeit bestimmt wird. Damit ist oftmals ein Tagesablauf vorgeschrieben, der im Wesentlichen durch eine sitzende Position geprägt ist. Bereits morgens beim Frühstück wird gesessen, auf dem Weg zur Arbeit, in den Pausen, beim Treffen im Freundeskreis, im Kino, beim Fernsehen usw. Die Liste könnte weiter fortgeführt werden, ohne dass es schwer fiele, Situationen zu finden, in denen das Sitzen die dominierende Körperposition ist. Und dabei ist das Sitzen vielfach keine selbstgewählte Position, sondern ergibt sich aus sozialen, gesellschaftlichen, ökonomischen, arbeitsspezifischen oder historischen Bedingungen, die ein zwanghaftes und nicht selten unfreiwilliges Dauersitzen zur Folge haben.

Sitzen ist die wesentliche Körperhaltung unserer Zeit

Die Anlage zum Sitzen ist genetisch programmiert, das heißt, das Kleinkind erlernt ohne Einwirkungen von außerhalb das Sitzen selbst (vgl. Milz, 1994, S. 87). Dabei probieren Kinder in sehr unterschiedlicher und vielfältiger Weise verschiedene Sitzhaltungen aus. Durch ihre soziale Einbindung jedoch in die gesellschaftlichen Mechanismen werden sehr schnell kulturelle und moralische Werte und Normen an sie herangetragen. Milz (1994, S. 93) nennt diesen Vorgang „die soziale Dressur des Sitzens". Aufforderungen und Anweisungen wie: „Setz dich gerade hin", „Zapple nicht beim Sitzen, sei ruhig" oder bei Mädchen: „Sitz anständig, halte deine Beine zusammen", lassen dann bald die einstige Kreativität und Beweglichkeit beim Sitzen vergessen. Im Kindergarten, in der Schule, setzt sich die Erziehung hin zum ruhigen Sitzen weiter fort, was sich später am Arbeitsplatz nicht ändern wird. Die Bewegungen des Körpers werden beispielsweise bei der Bildschirmarbeit ebenso „fragmentiert und monotonisiert" (Milz, 1994, S. 94) wie bei der eintönigen Arbeit am Fließband.

Auswirkungen des Sitzens

Zweifellos hat das Sitzen auch Vorteile, die sowohl im physischen als auch im psychischen Bereich liegen. So wird beispielsweise im Sitzen die Rumpfstabilität verbessert und die Hüft- und Beingelenke werden entlastet. Dennoch sind an dieser Stelle besonders die negativen Auswirkungen eines langen Sitzens zu thematisieren. Die zahlreichen pathologischen Konsequenzen sind unter anderem von Barlow (1983), Feldenkrais (1985) oder Alexander ([5]1984) in körpertherapeutischen Ansätzen erarbeitet worden. Die Problematik beschränkt sich dabei nicht nur auf momentan akut auftretende Schmerzen im Rücken, Kopf, Nacken, in der Schulter, in den Armen und Händen und in den Knien und Füßen, sondern basiert vor allem auf daraus resultierenden chronifizierten Beschwerden und möglichen dauerhaften Schädigungen des Organismus und seiner Strukturen. Schlechte Sitzgewohnheiten und eine gebückte und krumme Haltung führen im Weiteren zu vegetativen Störungen wie den Einschränkungen in der Atmungsfunktion, der Verdauungsfunktion und des venösen Blutrückstroms. Dazu kommt eine Erschlaffung und Verkürzung der Halte- und Stützmuskulatur im Bauch-, Rücken-, Hüft- und Brustbereich.

Beobachten Sie sich selbst!

Neben den vielen Anregungen, die zur Vermeidung und zum Ausgleich von langen Sitzperioden gegeben werden, sollte zunächst ein Prozess der Bewusstmachung initiiert werden. Denn bevor Veränderungen einsetzen können, müssen die Verhältnisse erkannt werden, die zur Zeit vorliegen. Einen derart komplexen Zusammenhang wie Verhalten bewusst werden zu lassen, stellt dabei besondere Anforderungen. Nutzen Sie dazu das folgende Beispiel.

Beispiel: Selbstbeobachtungsbogen

Aufgabe:

Der Selbstbeobachtungsbogen soll Ihnen helfen, den Istzustand festzustellen. Tragen Sie dazu, ähnlich wie es im Beispiel gezeigt wird, eine Woche lang Ihr persönliches Sitzverhalten in die nachfolgende Tabelle ein.

Beispiel für einen Tag:

Wochentag	Wie lange?	Worauf?	Situation?	Gefühle?	Ausgleich?	Bemerkung
Dienstag	6 Std.	Bürostuhl	Arbeitsplatz	Schmerzen	Übung	
	45 min	Autositz	Arbeitsfahrt	anstrengend		
	1 Std.	Küchenstuhl	Abendessen	zufrieden		
	2,5 Std.	Sessel	Fernsehen	müde	gestreckt	
Mittwoch	...	...				

Selbstbeobachtungsbogen

Welches Sitzverhalten zeige ich während einer Woche?

Wochentag	Wie lange?	Worauf?	Situation?	Gefühle?	Ausgleich?	Bemerkung
Montag						
Dienstag						
Mittwoch						
Donnerstag						
Freitag						
Samstag						
Sonntag						

Erschrecken Sie nicht, wenn das Ergebnis eine tägliche Sitzbelastung von mehr als zehn Stunden offenbart, denn das ist keine Seltenheit mehr. Sie haben Gelegenheit, Änderungen vorzunehmen und zu realisieren. Die Nutzung des Pezziballs als Sitzmobiliar und als Übungsgerät in der Gymnastik wird Ihnen dabei helfen. Entscheidend ist, dass Sie nun für den Prozess der Veränderung sensibilisiert sind und durch die folgenden Anregungen zum Sitzen und zur Bewegung direkte Anknüpfungspunkte bekommen, die Sie sofort im Alltag umsetzen können.

2 Beschreibung der aufrechten Sitzhaltung

Die aufrechte Sitzhaltung zeichnet sich vor allem dadurch aus, dass die Wirbelsäule sich in ihrer physiologisch günstigen Form befindet. Angestrebt wird dadurch eine möglichst optimale Belastung des aktiven und passiven Bewegungsapparats.

Die Voraussetzung für das physiologisch *richtige* Sitzen ist eine individuell an den Körper angepasste Ballhöhe (= Sitzhöhe). Es ist sinnvoll, die Sitzhaltung, von unten beginnend, nach oben hin aufzubauen, das heißt, mit der Stellung der Füße zu beginnen und mit der Kopfhaltung zu enden. Achten Sie darauf, dass das Ergebnis des Haltungsaufbaus eine physiologisch individuell angepasste Sitzhaltung ist.

Die Füße sollten mit der gesamten Fußsohle Kontakt zum Boden haben und gleichmäßig belastet werden. Die Knie- und Fußgelenke nehmen eine Beugestellung im Winkel von 90° ein. Für die optimale Belastung der Knie- und Fußgelenke müssen die Oberschenkel-, Unterschenkel- und Fußlängsachsen in einer Ebene liegen.

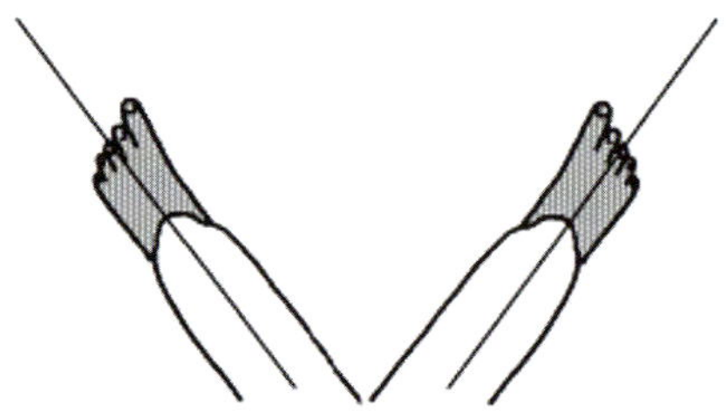

Abbildung 7:
Korrekte Beinachsen im Sitzen

Die Stellung des Beckens steuert die Bewegung der Wirbelsäule und beeinflusst wesentlich ihre Form. Das Becken sollte leicht nach vorn gekippt sein, um eine physiologische Lordose in der Lendenwirbelsäule (leichte Lendenwirbelsäulenvorwölbung) zu ermöglichen.

Für eine gute Beckenkippung ist es entscheidend, das Becken isoliert von den anderen Körperteilen bewegen zu können. Zum Einüben der Beckenkippung fasst man daher links und rechts an die Beckenkammknochen und führt mit den Händen und Armen das Becken nach vorne und nach hinten. Das Becken pendelt vor und zurück. Dabei sollte bewusst auf die Veränderungen in der Form des Rückens geachtet werden. Der Schultergürtel bleibt in einer Mittellage und bewegt sich nur unwesentlich mit.

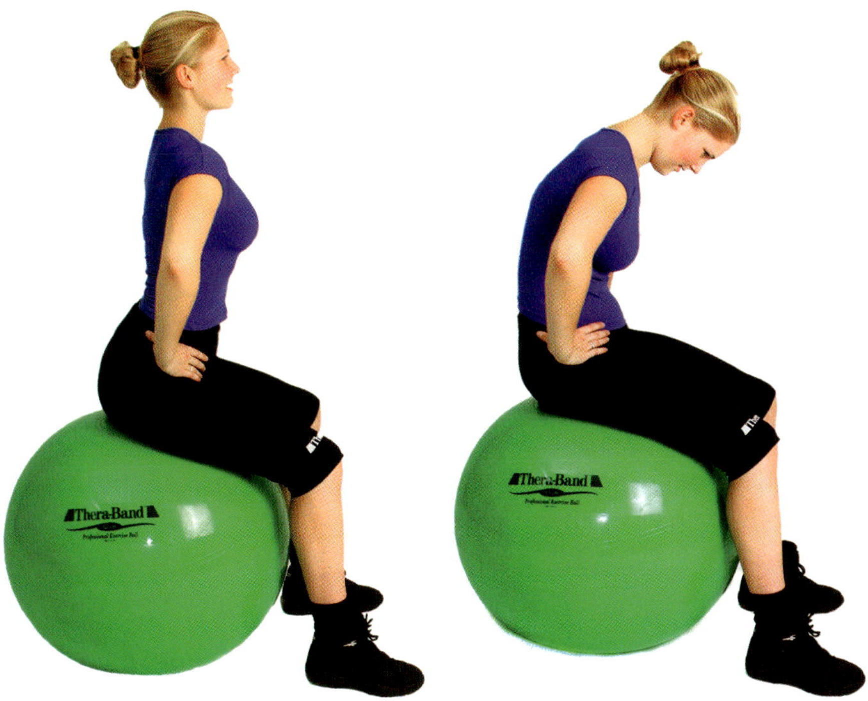

Foto 15 und 16: Einüben der Beckenbeweglichkeit: Die Beckenkippung ermöglicht die aufrechte Haltung, die Beckenaufrichtung fördert die Rundrückenhaltung.

Während der Beckenkippung kommt es zwangsläufig zu einer Bewegung des Brustkorbs. Der Brustkorb hebt sich leicht nach schräg vorne oben an. In diesem Zusammenhang ist die Vorstellung hilfreich, dass das Brustbein an einem Faden schräg nach vorne oben gezogen wird. Auch der Gedanke, die Gefühle Stolz oder Selbstbewusstsein ausdrücken zu wollen, unterstützt die Brustkorbhebung. Die Bewegung ist sehr deutlich am Brustbein beobachtbar. Durch die damit erhaltene Bewegungsweite im Brust- und Bauchbereich kommt es zu einer freien und uneingeschränkten Atmung.

Der Schultergürtel liegt locker auf seiner Auflagefläche. Wenn der Brustkorb aufgerichtet ist und die Arme seitlich neben dem Körper hängen, ist die Stellung des Schultergürtels automatisch korrekt.

Mit der Brustkorbhebung kommt es gleichzeitig zu einer Streckung in der Halswirbelsäule. Der Kopf schiebt sich nach hinten oben, der Blick ist dabei geradeaus, parallel zum Boden gerichtet. Damit ist der Kopf auf dem Hals ausbalanciert.

Zum Einüben der aufrechten Sitzhaltung kann ein Partner einen Gymnastikstab am Rücken des Übenden anlegen. Der Stab sollte den Hinterkopf, den oberen Rücken zwischen den Schulterblättern sowie das Kreuzbein am Gesäß berühren, im Bereich der Lendenwirbelsäule sollte eine leichte Lordose erkennbar sein, sodass maximal die Finger, nicht die Hand, des Partners zwischen Stab und Rücken hindurchgeschoben werden können. Diese Übung dient zur Orientierung beim Erlernen einer aufrechten und aktiven Sitzhaltung. Wenn anschließend ohne Stab weitergeübt wird, sollte der Übende auf jeden Fall die Streckung seiner Wirbelsäule mit dem Gefühl, dass der Hinterkopf in Verlängerung der Wirbelsäule weit nach oben hinausschiebt, in sein Bewusstsein aufnehmen.

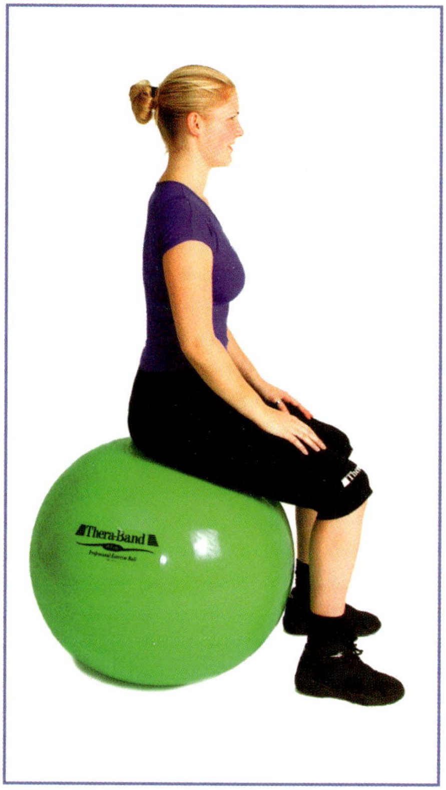

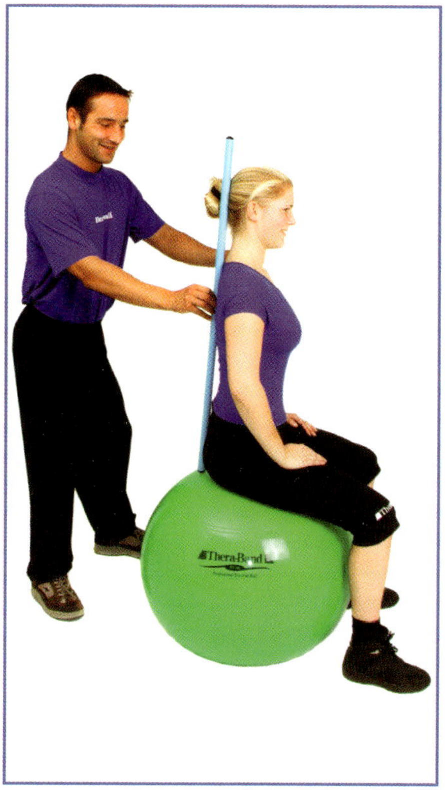

Foto 17 und 18: **Aufrechter Sitz auf dem Ball und Einüben der aufrechten Sitzhaltung mit Partner und Stab**

Anschaulich lässt sich die aufrechte Sitzhaltung mit der Zahnradvorstellung nach Brügger verdeutlichen. Das Becken, der Brustkorb und der Kopf werden als Zahnräder gedeutet, die ineinander greifen und bei Bewegung sich stets gegenseitig beeinflussen. Bewegt sich beispielsweise bei der aufrechten Sitzhaltung das untere Zahnrad nach vorne (= Beckenkippung), so kommt es zwangsläufig zum Gegendrehen des mittleren Rades (= Brustkorbhebung) und wieder zum Vorwärtsdrehen des oberen Zahnrades (= Halswirbelsäulenstreckung). Andererseits lässt sich die krumme Sitzhaltung durch das Rückwärtsdrehen des unteren Rades (= Beckenaufrichtung, Sitzkyphose) deuten, welches somit dann eine Brustkorbsenkung und Halswirbelsäulenfehlstellung nach sich zieht.

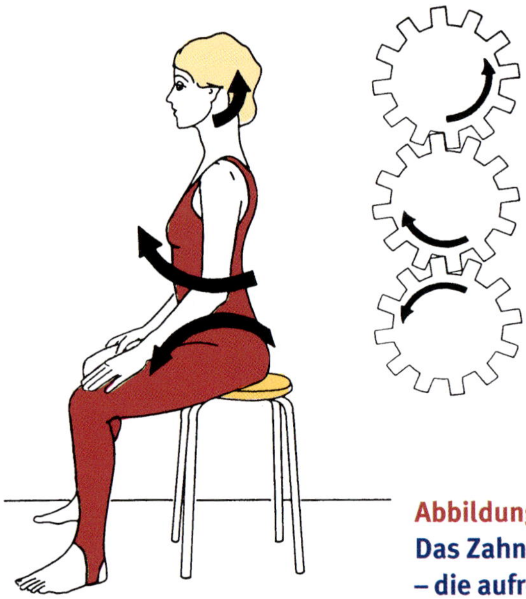

Abbildung 8:
Das Zahnradmodell nach Brügger – die aufrechte Sitzhaltung (aus: Boner et al., [3]1989, S. 11)

Die Vorstellung der verschiedenen Bewegungssegmente durch Zahnräder kann einfach durch die wechselnde Einnahme der aufrechten und der gebückten (fehlbelasteten) Sitzhaltung nachempfunden werden.

Der praktische Tipp!

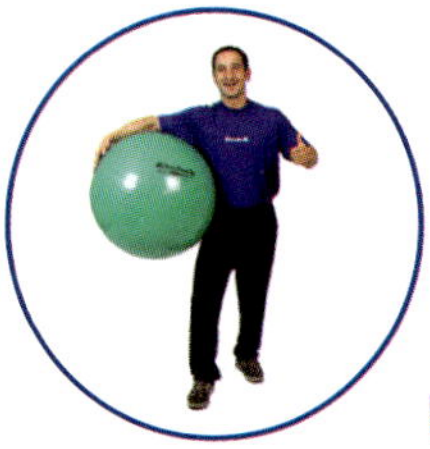

Unterbrechen Sie Ihre aufrechte Sitzhaltung von Zeit zu Zeit immer wieder durch Einnehmen einer neuen Sitzposition. Lehnen Sie sich nach hinten oder rollen Sie auf dem Ball nach vorne, um eine Dauerbelastung der Rücken- und Bauchmuskulatur zu verhindern. Auch das Einstreuen von kleinen Bewegungs- und Dehnphasen ist sehr zu empfehlen. Dynamisches und individuelles Sitzen wird dadurch gefördert!

Zusammenfassung
Aufrechtes Sitzen auf dem Pezziball

1. Fußsohlen ganzflächig auf dem Boden aufsetzen.
2. Knie- und Hüftwinkel mindestens 90°.
3. Achsengerechte Fuß- und Beinstellung.
4. Beckenkippung.
5. Physiologische Lendenlordose.
6. Brustkorbhebung.
7. Lockere Schultergürtelauflage.
8. Arme leicht gebeugt, Hände entspannt auf den Oberschenkeln ablegen.
9. Halswirbelsäulenstreckung.
10. Blickrichtung geradeaus, parallel zum Boden.
11. Von Zeit zu Zeit die Sitzposition verändern, z. B. durch Einstreuen von Bewegungs- und Dehnphasen.

3 Aufstehen und Hinsetzen

Das Aufstehen und Hinsetzen steht in engem Zusammenhang mit der aufrechten Körperhaltung beim Stehen und beim Sitzen. So hat beispielsweise der Vorgang des Hinsetzens für die nachfolgende Sitzposition eine große Bedeutung. Gelingt es beim Hinsetzen nicht, das Gewicht über die Sitzbeinhöcker zu bekommen, dreht das Becken sehr leicht nach hinten, richtet sich dadurch auf und es kommt insgesamt zur sitzkyphotischen Haltung. Daher ist bewusst der nachfolgend beschriebene Bewegungsablauf zu beobachten, auszuprobieren und zu üben.

Um aus der aufrechten Sitzposition aufzustehen, wird der Körperschwerpunkt zunächst durch Vorbeugen des gestreckten Oberkörpers nach vorne verlagert. Diese Bewegung geschieht lediglich durch Beugung der Hüfte. Dabei spürt der Übende, wie das Gesäß entlastet wird und die Anspannung in der Oberschenkelmuskulatur stetig zunimmt. Das Vorbeugen des Oberkörpers endet erst, wenn das Gesäß völlig von der Sitzfläche abgehoben ist. Das Aufrichten des Körpers zum Stand geschieht nun nur noch mithilfe der Beinmuskulatur, die eine Streckbewegung einleitet. Gleichzeitig kommt es zur Streckung der Hüfte. Zur Unterstützung ist ein Abstützen der Hände auf den Oberschenkeln hilfreich. Neben der Haltung des Rückens ist insbesondere auch die Stellung des Kopfs zu beachten, der in Verlängerung der Wirbelsäule gehalten und nicht überstreckt werden soll. Außerdem ist die achsengerechte Bein- und Fußstellung zu berücksichtigen, die zwischen einer schulterbreiten Fußstellung und einer leichten, schulterbreiten Schrittgrätschstellung variieren kann.

Der Bewegungsverlauf sollte insgesamt harmonisch und flüssig sein, wobei die Bewegung des Aufstehens gegebenenfalls in einem kleinen Vorwärtsschritt enden kann.

Das Hinsetzen vollzieht sich in entgegengesetzter Reihenfolge.

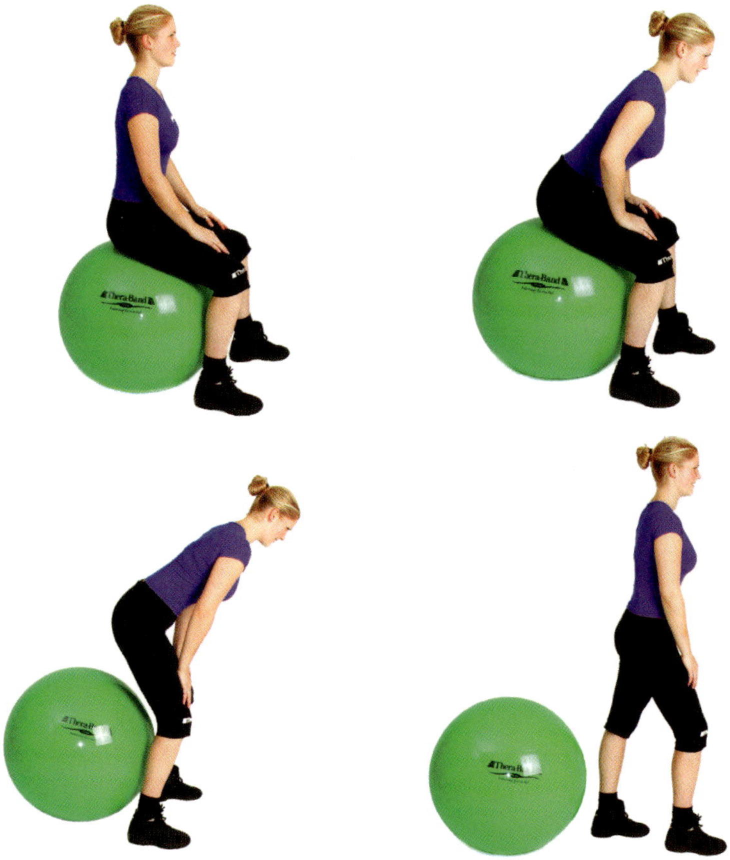

Fotos 19-22: Der Vorgang des Aufstehens und Hinsetzens

4 Sitzverhalten – oder die Weiterentwicklung des Homo sapiens

Bewegtes Sitzen – bewusstes Sitzen – Sitzen mit Verstand

Wenn wir schon sitzen müssen, sollten wir häufiger versuchen, bewusst in diese Situation hineinzugehen und bewusst mit ihr umzugehen. Die Prinzipien, die dem bewussten Sitzen übergeordnet sind, lauten:

dynamisches und alternatives Sitzen.

Die Überlegungen, die hinter diesen Prinzipien stehen, sind einfach zu erklären und anzuwenden.

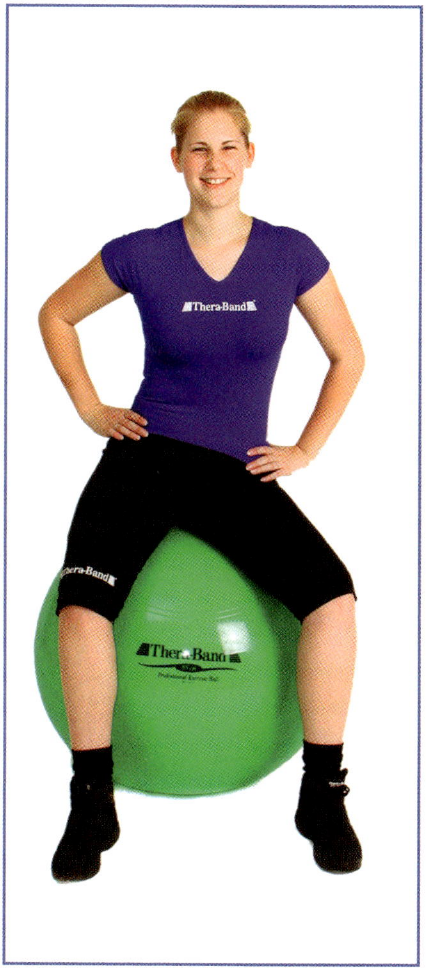

Alternatives Sitzen

Unter *alternativem Sitzen* versteht man die Verwendung verschiedener, möglichst abwechslungsreicher und ergonomischer Hilfsmittel zum Sitzen anstelle eines herkömmlichen Stuhls.

Dynamisches Sitzen

Mit *dynamischem Sitzen* soll ein bewegtes Sitzen ausgedrückt werden, das sich durch kompensatorische Veränderungen, wie beispielsweise zusätzliche Bewegungen, Sitzpositionswechsel, Sitzunterbrechungen durch Stehphasen und Gehpausen, ergänzende Gymnastik mit Dehnung und Mobilisation und Phasen der geistigen und körperlichen Entspannung auszeichnet.

Foto 23:
„Bandscheibenmassage":
eine kleinräumige und kreisende Bewegung des Beckens auf dem Ball (vgl. Übung im praktischen Teil)

Beim Sitzen über einen längeren Zeitraum finden im Körper bestimmte physiologische Prozesse statt, die der Aufrechterhaltung einer günstigen Sitzposition entgegenwirken. Hier ist beispielsweise die begrenzte Drucktoleranz des Gewebes zu nennen. Bei längerem Sitzen, mit dem eine länger dauernde Haltearbeit der Muskulatur einhergeht, kommt es zu lokalen Störungen der Durchblutung. Schoberth (1989, S. 249) berichtet, dass Untersuchungen von Nöcker (1954) und Stoboy (1985) gezeigt haben, dass die statische Ausdauer bei einer Anspannung der Haltemuskulatur mit 10% der Maximalkraft lediglich 30 Minuten betrage und danach exponenziell abnehme. Das bedeutet: Selbst bei einer physiologisch und biomechanisch optimalen Sitzhaltung kommt es zur Ermüdung und auch zum Schmerz.

Andererseits ist jedem bekannt, wie beispielsweise die körperliche Aktivität am Morgen durch Strecken und Räkeln gesteigert wird. In diesem Zusammenhang weist SCHOBERTH (1989, S. 251) darauf hin, dass jede Bewegung mit der Erregung der wahrnehmenden Rezeptoren zur Erhöhung des Wachheitsgrades und damit zu einer gesteigerten Aktivität beitrage.

Der Pezziball in der Nutzung als Sitzgelegenheit vereinigt diese beiden Mechanismen in sich und bietet sowohl die Forderung nach einem alternativen als auch nach einem Dynamik ermöglichenden Sitzmobiliar. Dennoch wird sich auch hier zeigen, dass die Muskulatur nach einem gewissen Zeitraum ermüdet und es zu einem Verfall der aufrechten Sitzposition kommt. Daher sind besonders die Möglichkeiten zur Sitzphasenunterbrechung und Bewegungssteigerung auszuschöpfen, wie sie oben beschrieben sind. Darüber hinaus sollte ein weiterer Schwerpunkt auf der Ökonomisierung der Sitzposition liegen. Zum Aufrechterhalten einer günstigen Sitzhaltung soll so wenig Kraft wie möglich aufgebracht werden. Dadurch wird ein besonders effektives Sitzen gewährleistet.

Der praktische Tipp!

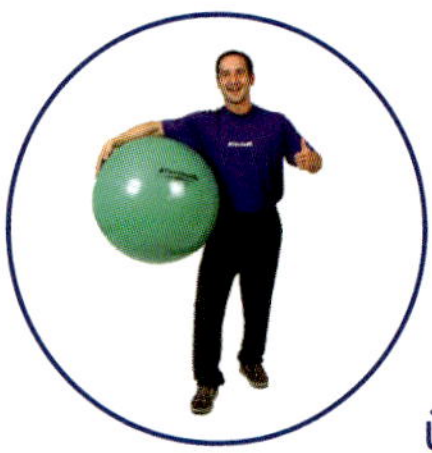

Haben Sie sich für ein *bewusstes, dynamisches* Sitzen entschieden? Dann halten Sie an Ihrer Entscheidung auf dem Weg zu Gesundheit und Fitness fest!

Anregungen zur Sitzunterbrechung finden Sie im nächsten Abschnitt beziehungsweise in Abschnitt VI.1 „Gewöhnungsübungen".

5 Übungen im Sitzen zum Ausgleich für zwischendurch

**Aktiv sitzend am Arbeitsplatz Schreibtisch:
mens sana in corpore sano.**

Wie kann es gelingen, Aktivität und Bewegung in den sitzenden Arbeitsplatz Schreibtisch zu bringen?

Neben den vielen Empfehlungen zur Variation der Sitzposition als solche gibt es immer die Möglichkeit, seine Arbeit für einige wenige Minuten zu unterbrechen, um sich für gymnastische Übungen Zeit zu nehmen. Es ist nicht nötig, ein vollständiges Übungsprogramm mit dem Pezziball durchzuführen. Bereits wenige Übungen reichen in der Regel aus, um einseitig belastete Muskeln zu lockern oder zu dehnen beziehungsweise, um durch einen Kontrast der Anspannung und Entspannung von Muskulatur ein angenehmes und wohltuendes Körpergefühl zu erzeugen.

Kurze Pausen fördern den Arbeitsprozess!

Untersuchungen und Erfahrungsberichte zeigen, dass der Mensch in der Regel bei intensiver geistiger Arbeit nach jeweils einer Stunde eine Pause benötigt. Hier sind meist nur fünf Minuten ausreichend. Nimmt er sich jedoch diese Zeit nicht in der Form, dass er tatsächlich seine Arbeit unterbricht, dann wird er zwangsläufig unbewusst seine Pause während der Weiterarbeit nehmen müssen, die sich in unproduktiver Arbeit und letztlich in verlorener Zeit äußert. Der Körper verlangt Pausen und fordert diese auch bedingungslos ein.

Die nachfolgenden Übungen sind speziell für den Ausgleich der Schreibtischarbeit konzipiert. Zusätzlich können aber auch andere Übungen mit einbezogen werden.

1 Recken und Strecken

Beschreibung:
Aufrechter Sitz auf dem Pezziball. Achsengerechte Bein- und Fußstellung einnehmen, die Beine beschreiben einen Sektor, Beckenkippung, Brustkorbhebung und Strecken der Halswirbelsäule. Die Schultern liegen locker auf dem Schultergürtel.

Nun die Arme im Wechsel nach oben strecken und wieder beugen. Die Handflächen zeigen zueinander.

Hinweis:
Möglichst oft das Dauersitzen am Schreibtisch durch Bewegung unterbrechen.

Variation:
Sich intensiv recken und strecken. Dabei bewusst den Kontrast von muskulärer Anspannung und Entspannung wahrnehmen.

Wirkungsweise:
Mobilisation der Schulter, Verbesserung der Streckfähigkeit der Brustwirbelsäule, Entspannung.

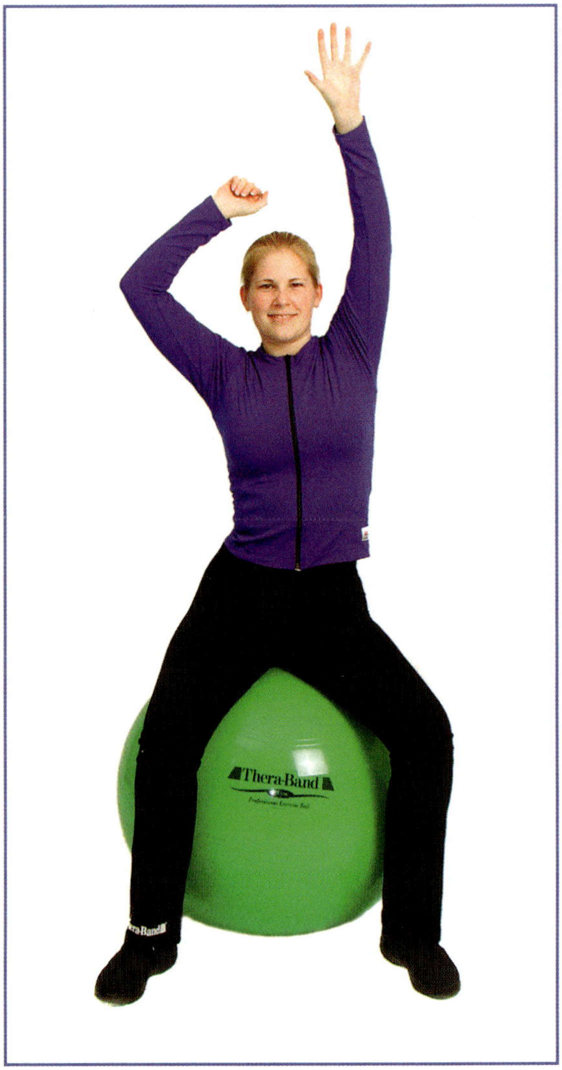

2 Die Schultern fallen lassen

Beschreibung:
Aufrechter Sitz auf dem Ball. Die Wirbelsäule ist aufgerichtet, der Blick richtet sich geradeaus, parallel zum Boden. Die Arme fassen kurz am Schultergelenk.

Nun tief einatmen. Arme und Schultern heben sich dabei nach oben an. Beim anschließenden langen und tiefen Ausatmen fallen die Arme und Schultern nach hinten unten. Dabei sollte möglichst viel Körperanspannung abgeatmet werden.

Variation:
Aus dem aufrechten Sitzen wechselweise die Schultern anheben und wieder fallen lassen, Schulterkreisen nach vorne, nach hinten, gegengleich.

Wirkungsweise:
Mobilisation der Schultergelenke, Mobilisation der Wirbelsäule, Entspannung.

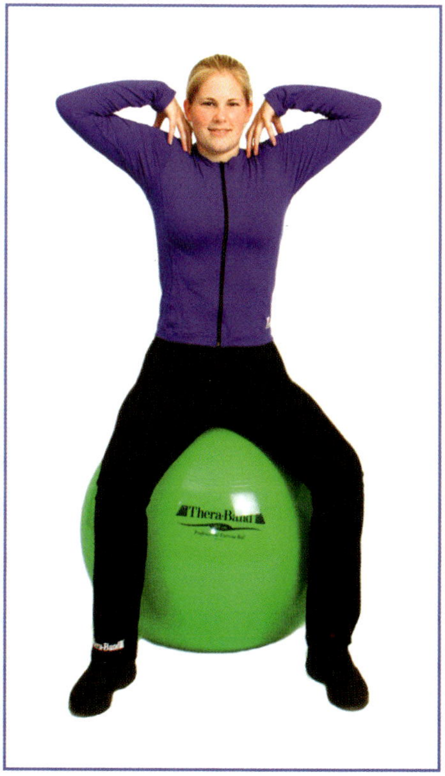

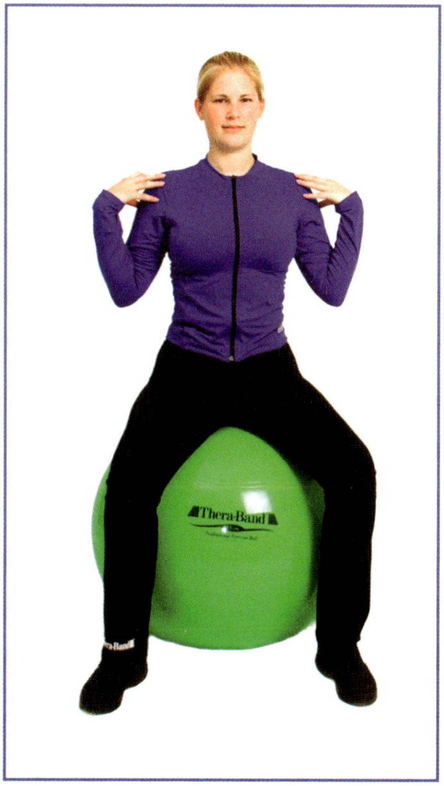

3 Federnder Sitzpositionswechsel

Beschreibung:
Aufrechter Sitz auf dem Pezziball. Die Schultern liegen locker auf dem Schultergürtel auf, die Arme hängen seitlich neben dem Körper nach unten, die Wirbelsäule ist aufgerichtet, die Füße haben ganzflächig Bodenkontakt. Auf dem Ball wippen, dabei den Rumpf stabilisieren.

Nun die Arme über die Schultergelenke in einem großen Kreis nach hinten aufdrehen. Die Schultern aktiv nach hinten unten ziehen, die Arme leicht beugen, die Handflächen zeigen nach vorne. Gleichzeitig die Ferse maximal vom Boden lösen. Wippen. Den Rumpf weiterhin stabilisieren, gegebenenfalls die Spannung in der Bauch- und Gesäßmuskulatur erhöhen. Die Position behalten. Anschließend wieder zum aufrechten Sitz zurückwechseln.

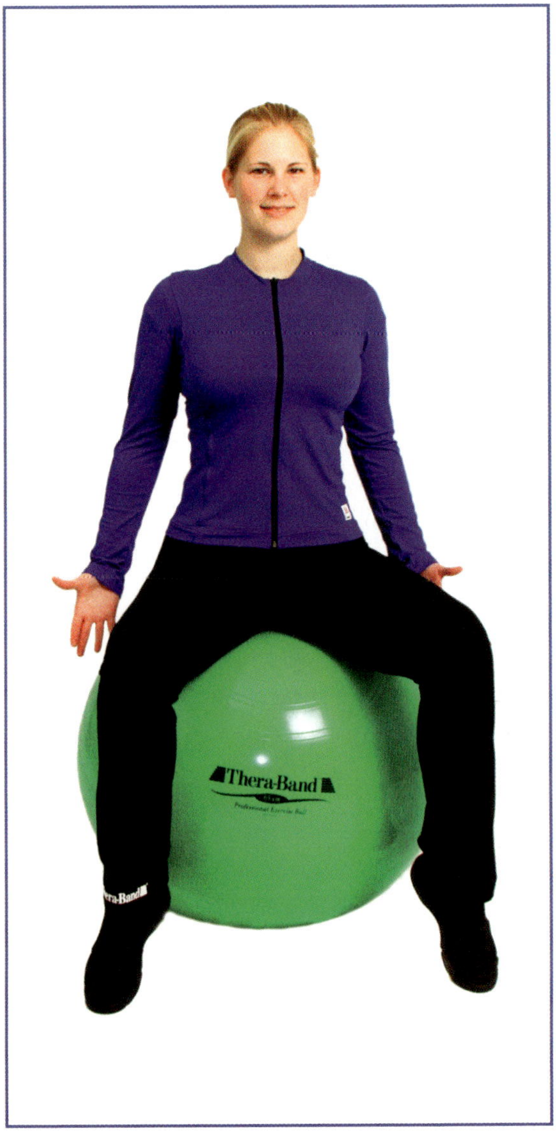

Wirkungsweise:
Mobilisation der Schulter, Verbesserung der Streckfähigkeit der Wirbelsäule, Stabilisation des Rumpfs, Kräftigung der Wadenmuskulatur, Schulung der Bewegungskoordination.

4 Die Hände falten

Beschreibung:
Aufrechter, aktiver Sitz auf dem Pezziball. Leichte Wippbewegungen durchführen. Die Füße haben ganzflächig Bodenkontakt.

Nun das Wippen einstellen. Spannung in der Beinmuskulatur aufbauen, indem die Fersen zum Ball ziehen. Rumpfmuskulatur anspannen. Die Hände vor der Brust falten, die Handflächen üben gegeneinander Druck aus. Halten. Atmung! Die Schultern ziehen dabei nach hinten unten.

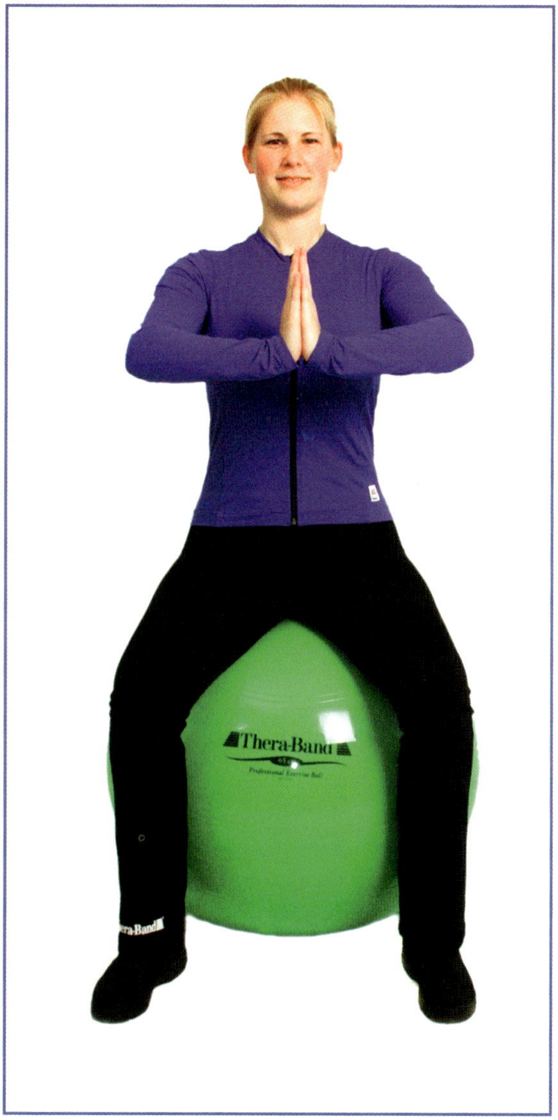

Nun die Ganzkörperspannung wieder auflösen, die aufrechte Sitzposition beibehalten und mit leichten Wippbewegungen fortfahren.

Hinweis:
Den Kontrast zwischen Körperanspannung und relativer Körperentspannung bewusst wahrnehmen.

Wirkungsweise:
Kräftigung des Brust-Schulter-Arm-Bereichs, Stabilisation des Rumpfs, Ganzkörperanspannung; zusätzlicher Aspekt: Entspannungsgefühl beim aufrechten Sitzen.

5 Die Hände hakeln

Beschreibung:
Aufrechter, aktiver Sitz auf dem Pezziball. Mit den Händen vor der Brust in Schulterhöhe ineinander greifen und die Ellbogen nach außen ziehen. Die Schultern ziehen nach hinten unten. Halten. Atmung! Auflösen der Spannung, aufrechte Sitzposition beibehalten, rhythmisches Wippen.

Wirkungsweise:
Kräftigung der Schulterblattmuskulatur, Kräftigung des Brust-Schulter-Arm-Bereichs, Stabilisation des Rumpfs, Ganzkörperanspannung; zusätzlicher Aspekt: Entspannungsgefühl beim aufrechten Sitzen.

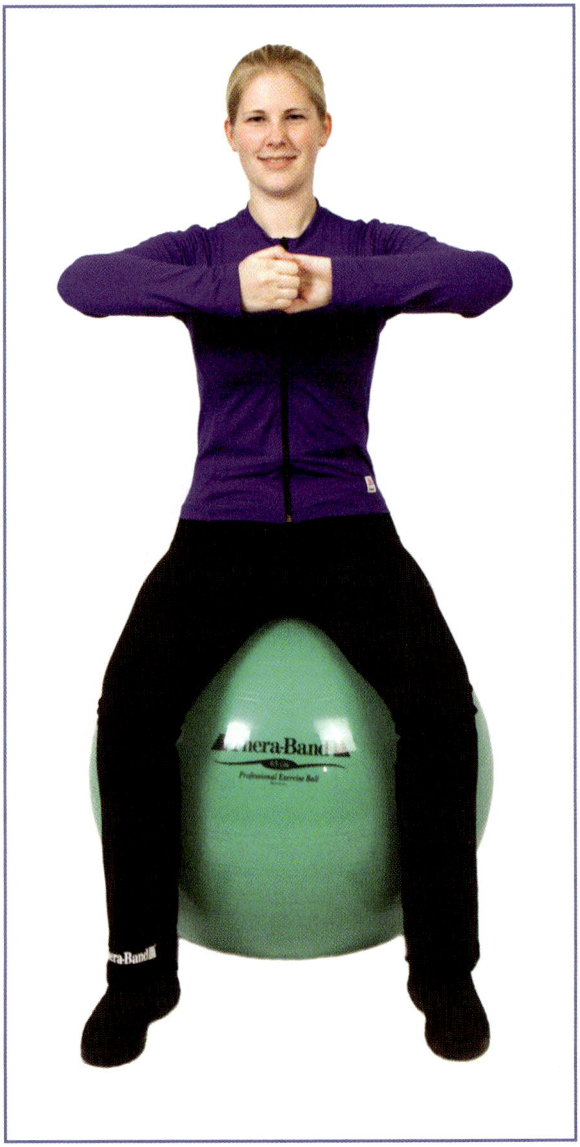

6 Dehnung der Hals- und Nackenmuskulatur

Beschreibung:
Aufrechter Sitz auf dem Pezziball.

a. Den Kopf gerade langsam nach vorne fallen lassen und bei leicht geöffnetem Mund das Kinn in Richtung Brust ziehen. Der Dehnung nachspüren.
b. Den Kopf über die Mitte führen und den Kopf nach hinten in den Nacken führen. Den Mund dabei leicht öffnen.
   Atmung!

Hinweis:
Bei der Dehnung der Hals- und Nackenmuskulatur ist besondere Vorsicht und Sensibilität geboten, da dieser Bereich häufig bei der Schreibtischarbeit verspannt ist. Daher spielt die Körperwahrnehmung während dieser Übung eine besonders wichtige Rolle!

Großräumiges Kopfkreisen vermeiden!

Wirkungsweise:
Dehnung der vorderen und hinteren Hals- und Nackenmuskulatur; zusätzlicher Aspekt: Entspannung des Hals- und Nackenbereichs.

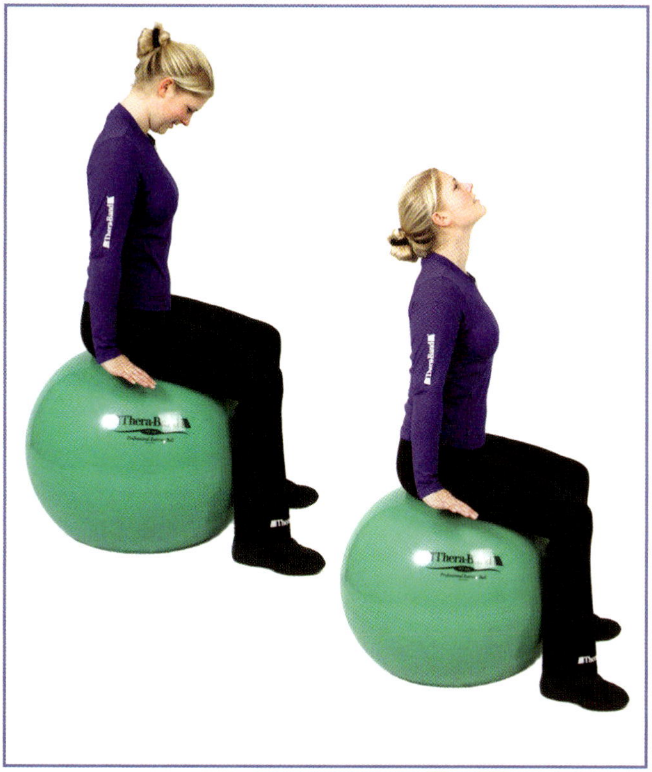

7 Dehnung der seitlichen Hals- und Nackenmuskulatur

Beschreibung:
Aufrechter Sitz auf dem Pezziball. Die Arme hängen seitlich neben dem Körper, die Schultern liegen locker auf dem Schultergürtel auf. Den Blick geradeaus richten, die Halswirbelsäule strecken.

Nun über oben den Kopf zur linken Seite neigen. Diese Seitneigung vollzieht sich ohne jede Drehung des Kopfs. Atmung! Zur Verstärkung des Dehnreizes kann der rechte Arme mit abgeklapptem Handgelenk nach unten geschoben werden. Seitenwechsel.

Wirkungsweise:
Dehnung der seitlichen Hals- und Nackenmuskulatur; zusätzlicher Aspekt: Entspannung des Hals- und Nackenbereichs.

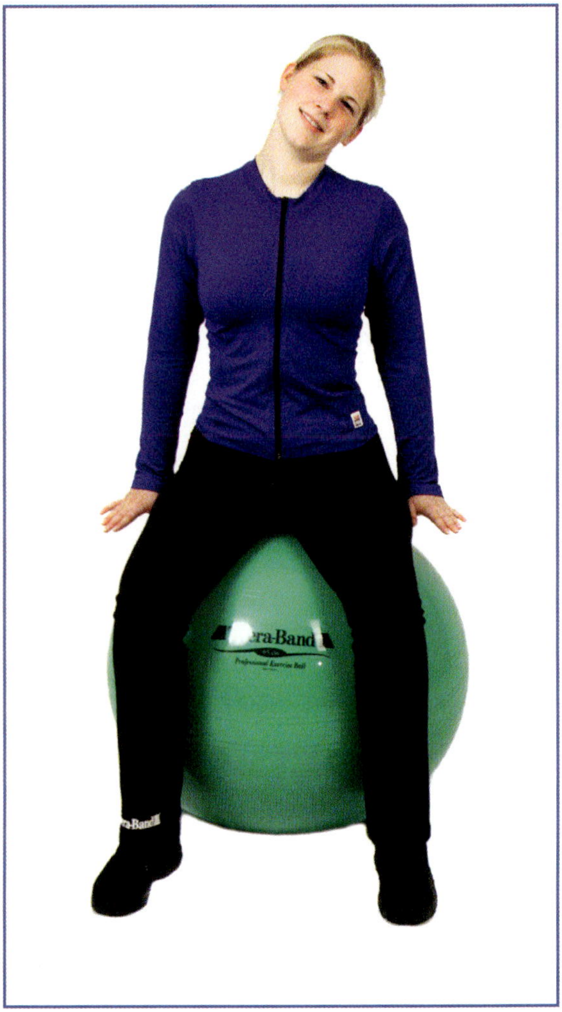

8 Dehnung der Armmuskulatur

Beschreibung:
Aufrechter Sitz auf dem Pezziball. Den Arm vom Körper wegstrecken und nach außen drehen.

Mit der anderen Hand die Finger des gestreckten Arms umfassen und den Handrücken langsam und gleichmäßig gegen den Rumpf bewegen. Den Ellbogen dabei nicht ganz durchdrücken. Seitenwechsel.

Wirkungsweise:
Dehnung der Handgelenkbeuger.

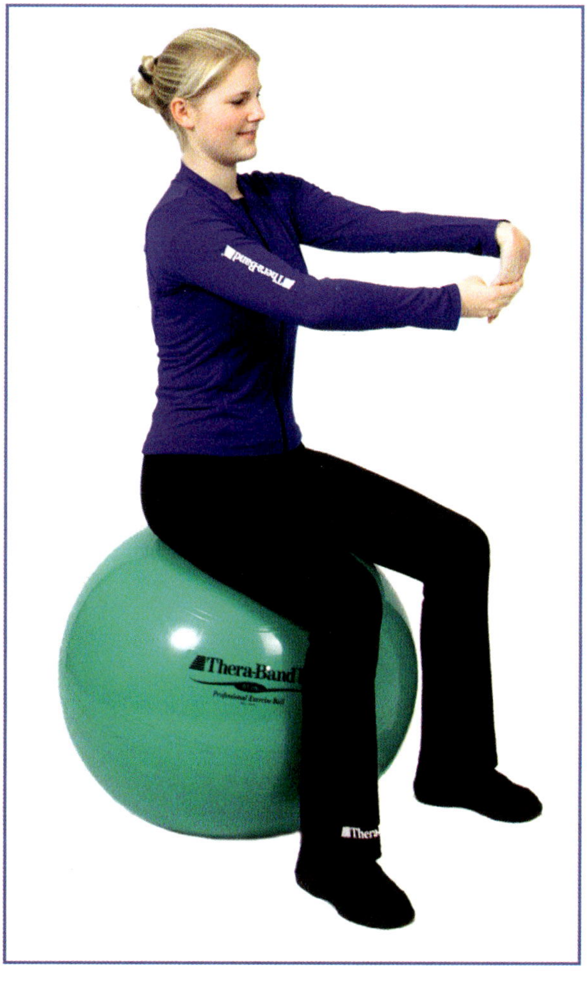

9 Dehnung der seitlichen Rumpfmuskulatur

Beschreibung:
Aufrechter Sitz auf dem Pezziball. Den linken Arm in Verlängerung der Körperseitlinie nach oben strecken.

Nun den Oberkörper zur rechten Seite beugen unter der Vorstellung, auch immer noch nach oben streben zu wollen. Dehnung der linken seitlichen Rumpfmuskulatur.

Die Seitbeuge ohne jede Drehung ausführen, die Bauch- und Gesäßmuskulatur dabei zur Rumpfstabilisation anspannen. Atmung! Seitenwechsel.

Wirkungsweise:
Dehnung der seitlichen Rumpfmuskulatur, Verbesserung der Streckfähigkeit der Wirbelsäule.

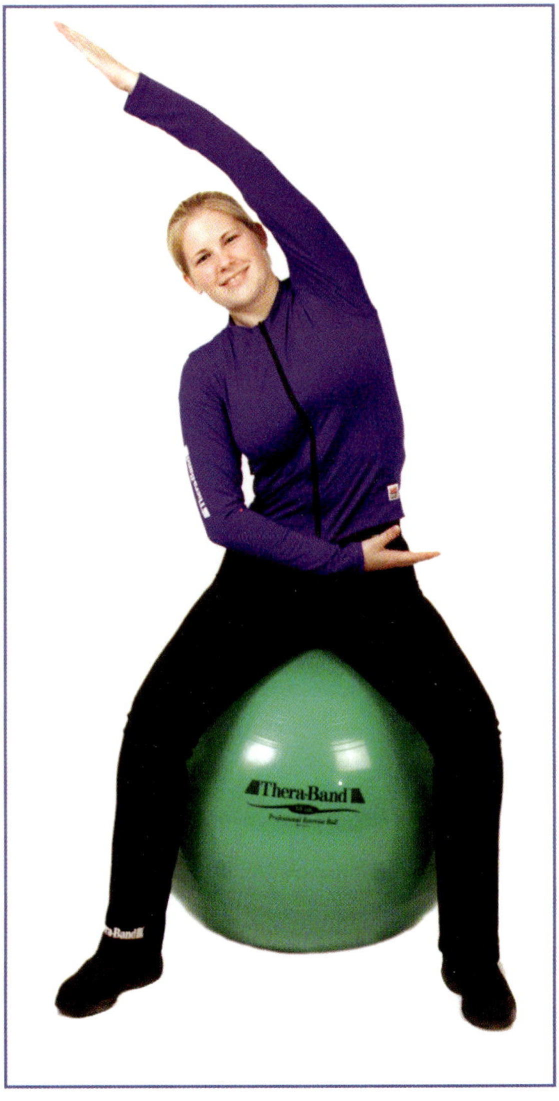

10 Kutschersitzhaltung

Beschreibung:
Mit den Ellbogen im Sitzen auf den Oberschenkeln abstützen und den Oberkörper entspannt nach vorne neigen. Den Kopf hängen lassen und mit geschlossenen Augen entspannt und gleichmäßig atmen.

Variation:
Das Brustbein in der Kutschersitzhaltung schwingen lassen, indem es in kleinen Bewegungen vor- und zurückgeführt wird.

Wirkungsweise:
Entspannung, Körperwahrnehmung.

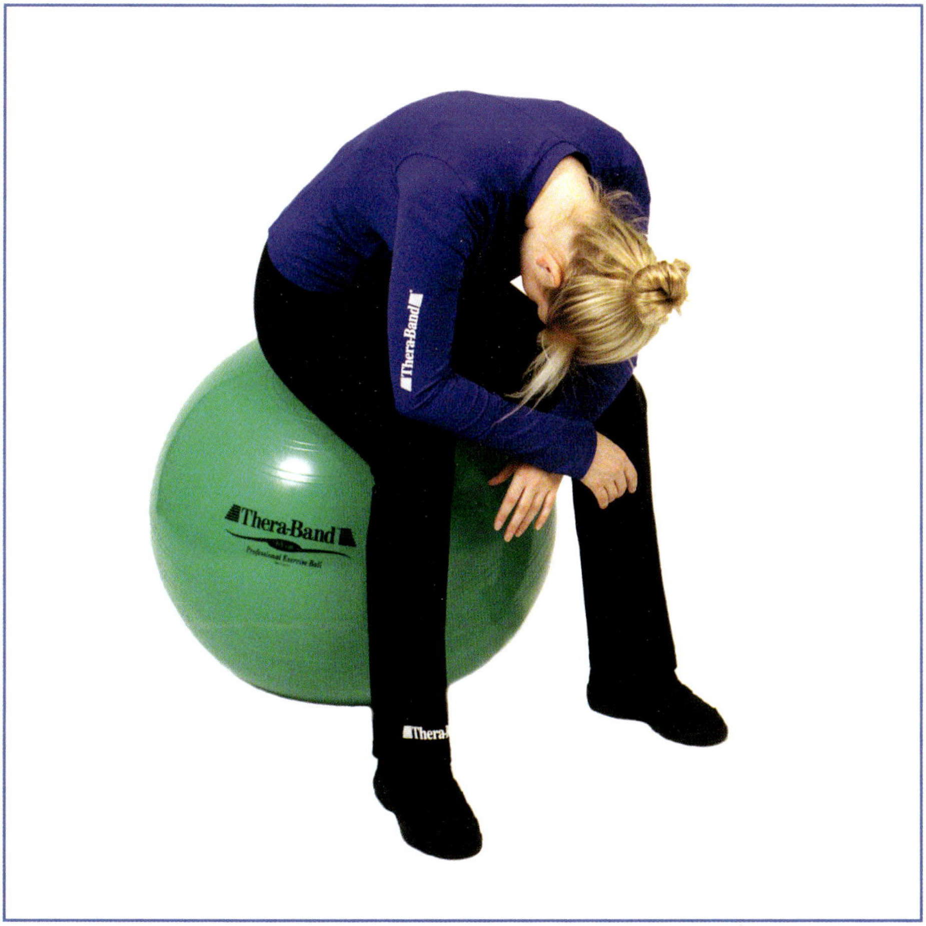

6 Ergonomie des Sitzens

Sitzen sollte aber neben einer verhaltensbestimmten auch einer ergonomischen Relevanz genügen. Unter der Ergonomie ist die wissenschaftliche Disziplin zu verstehen, die sich unter anderem mit der Erforschung optimaler Arbeitsbedingungen für den Menschen auseinander setzt.

Der Pezziball als Alternative zum Schreibtischstuhl wird immer bedeutender, obgleich sicher ist, dass er einen ergonomisch gestalteten Bürostuhl nicht völlig verdrängen wird. Wird der Pezziball als Schreibtischstuhlersatz benutzt, so reicht es nicht aus, lediglich den Pezziball auf seinen Benutzer adäquat in der Ballhöhe (= Sitzhöhe) einzustellen, sondern es muss auch eine entsprechende Anpassung der Tischhöhe an die Körperproportionen des Benutzers beziehungsweise an die Höhe des Pezziballs erfolgen.

Da der Pezziball optimal auf seinen Benutzer einstellbar ist, gilt die Aufmerksamkeit an dieser Stelle lediglich der Tischhöhe. Der Fußboden gibt dazu den Fixpunkt vor.

Einstellung der Tischhöhe

Idealerweise ist von einem höhenverstellbaren Tisch auszugehen. Zur Einstellung der Tischhöhe sollte eine aufrechte Sitzposition eingenommen werden, die Füße bleiben mit der gesamten Fußsohle bequem auf dem Boden stehen. Die Ellbogenspitze befindet sich in Höhe der Tischoberfläche oder etwas darüber. Dabei liegen die Unterarme auf dem Tisch auf, die Schultern dürfen in dieser Position nicht angehoben werden. Mit den Unterarmen und Händen kann sich bequem auf der Tischplatte abgestützt werden.

Sollte der Tisch nicht höhenverstellbar sein, ist grundsätzlich die gleiche Sitzposition zu wählen, wie oben beschrieben. Gegebenenfalls müssen dann jedoch zusätzliche Bewegungen ausgleichend wirken. Bei zu hohem Tisch ist deshalb näher an die Tischplatte heranzurücken, wobei dann die Oberarme seitlich abgespreizt werden müssen, um ein Anheben der Schultern zu vermeiden. Ist die Arbeitsplatte zu niedrig, kann der Höhenunterschied durch ein Wegrollen von der Arbeitsplatte nach hinten und durch ein Vorbeugen des aufrechten Oberkörpers nach vorne ausgeglichen werden. Dabei sollte die Bewegung des Vorbeugens ausschließlich durch eine Beugung in den Hüftgelenken erfolgen und nicht durch eine Krümmung in der Wirbelsäule. Die Arme sollten nun stützend auf dem Tisch aufgelegt werden (vgl. Kempf, 1994, S. 67f.).

Bei zu niedriger Tischhöhe besteht jedoch immer die Möglichkeit, den Tisch auf eine Unterlage zu stellen, um somit eine angepasste Tischhöhe zu erreichen.

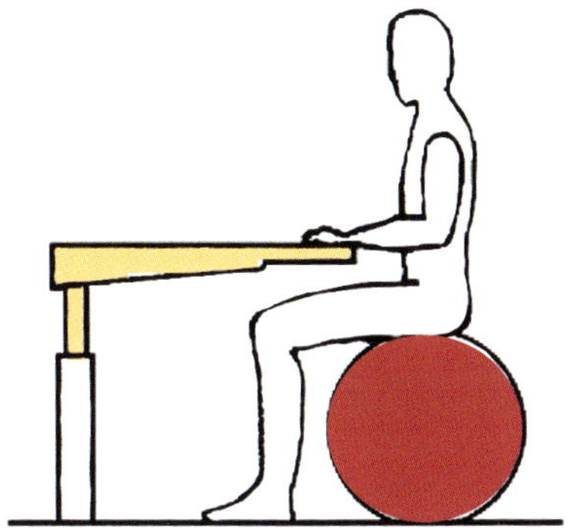

Abbildung 9:
Die Arbeitsplatzanpassung mit einem Pezziball und einem höhenverstellbaren Tisch

Zusammenfassung
Kriterien zur Anpassung der Tischhöhe an die Sitzhöhe

1. Sitzhöhe auf dem Pezziball an den Benutzer anpassen.
2. Aufrechte Sitzposition auf dem Ball einnehmen.
3. Füße mit gesamter Fußsohle bequem auf dem Boden aufstellen. Tischplattenhöhe regulieren.
4. Ellbogenspitze befindet sich in Höhe der Tischplatte oder etwas darüber.
5. Unterarme auf dem Tisch auflegen.
6. Schultern dürfen nicht angehoben werden.
7. Wahl der Sitzfläche so, dass Unterarme und Hände sich auf dem Tisch abstützen können.

Der praktische Tipp!

Die abgestimmte Arbeitsplatzanpassung ist Voraussetzung für Ihr konzentriertes, effektives, dynamisches und beschwerdefreies Arbeiten. Ungünstige Verhältnisse erfordern von Ihnen zusätzliche Anstrengungen. Langfristig müssen Sie deshalb eine optimale Lösung anstreben!

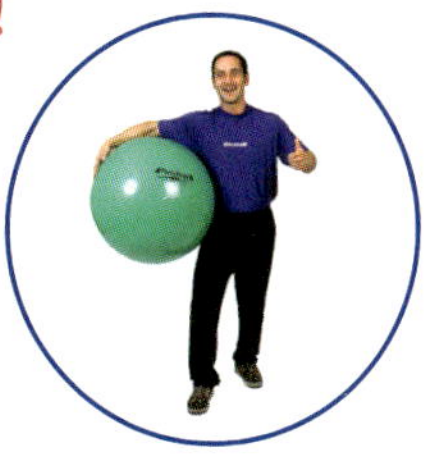

VI Hintergrundinformationen zur Gymnastik mit dem Pezziball

In diesem Abschnitt werden Hinweise zum Aufbau und zur Durchführung der Gymnastik mit dem Pezziball gegeben. Diese Informationen erstrecken sich von der Phase der Gewöhnung an den Pezziball bis hin zum Üben und Trainieren. Dabei wird auf die Intensität, die Dauer, die Auswahl und die Zusammenstellung der Übungen Bezug genommen. Die Hinweise dienen zur Orientierung. Sie sollen dem Leser Anhaltspunkte liefern, sich selbstständig sein eigenes, auf seine Wünsche, Fähigkeiten und Fertigkeiten ausgerichtetes Trainingsprogramm zu gestalten.

Übersicht: Hinweise zum Ablauf und zur Durchführung der Gymnastik mit dem Pezziball

1. Übungen zur Gewöhnung an den Pezziball
2. Aufbau und Gestaltung eines Gymnastikprogramms mit dem Pezziball, je nach Zielsetzung:
   - Komplettes Trainingsprogramm.
   - Vornehmlich Dehn- und Kräftigungsübungen.
   - Vornehmlich Koordinationsübungen.
   - Aktive Pausengestaltung mit dem Pezziball.
3. Erweiterungen zur Gymnastik mit dem Pezziball
   - Zusätzliche Geräte, zusätzliche Übungsvariationen.
4. Gestaltungsmöglichkeiten eines Übungsprogramms mit dem Pezziball, je nach Zielgruppe
   - Einzel-, Partner- oder Gruppentraining.
5. Trainingsprinzipien: „regelmäßig und abwechslungsreich!"

1 Gewöhnungsübungen

Für eine effektive Durchführung der Gymnastik mit dem Ball ist es notwendig, dass sich der Übende mit dem Bewegungsgerät vertraut macht. Er muss Sicherheit auf dem Ball finden und den Umgang mit dem Ball auf einfache, angenehme Weise kennen lernen. Zum Vertrautwerden dienen die so genannten *Gewöhnungsübungen*.

Ist diese Phase absolviert, kann mit verschiedenen Übungen zur Dehnung, zur Kräftigung, zur Beweglichkeits- und Koordinationsverbesserung und mit den Übungsprogrammen begonnen werden, wobei bekannte und leichte Übungen am Anfang stehen sollten. Später können verschiedene Übungen durch vielfältige Variationen erweitert und ergänzt werden.

Selbst die Übungen zur Gewöhnung an den Ball sind immer wieder einsetzbar. Sie können beispielsweise in der Anfangsphase eines Übungsprogramms zur Einstimmung dienen oder zwischendurch zur Auflockerung eingesetzt werden. Die meisten dieser Gewöhnungsübungen haben die Verbesserung der Koordination zur Folge.

2 Aufbau & Gestaltung eines Gymnastikprogramms mit dem Pezziball

Der Aufbau, die Gestaltung und auch die Dauer eines Gymnastikprogramms mit dem Pezziball hängt vom Trainingsziel der verschiedenen Adressatengruppen ab und richtet sich nach den Wünschen und Absichten der Trainierenden.

Entsprechend den Situationen, in denen sich der Übende befindet, hat er unterschiedliche Möglichkeiten, den Pezziball in angemessener Weise zu nutzen:

Zunächst besteht die Möglichkeit, dass nur einzelne Übungen durchgeführt werden. Damit kann beispielsweise eine Erholungspause überbrückt werden, eine Stunden- oder Arbeitspause aktiv genutzt oder eine abendliche Entspannungsphase mit Bewegung ausgefüllt werden.

Eine weitere Möglichkeit wäre die Durchführung eines kompletten Trainingsprogramms. Hier wird im Allgemeinen eine Einteilung in mehrere Phasen vorgenommen, wobei eine zeitliche Begrenzung auf eine Stunde angenommen werden kann.

Übersicht: Aufbau eines kompletten Trainingsprogramms

1. Einstimmungsphase:
   Übungen zur Eingewöhnung.
2. Kräftigungs- und Dehnphase, Beweglichkeitsübungen.
3. Ergänzende Übungsphase:
   beispielsweise Koordinationsübungen, Spiele.
4. Endphase:
   Entspannungsübungen.

Einstimmungsphase

Begonnen wird mit der Einstimmungsphase. Hier soll der Körper aus der Ruhelage in einen aktiven Zustand versetzt und auf die künftige Belastung vorbereitet werden. Hierzu eignen sich in besonderer Weise die Übungen, die unter der Bezeichnung *Gewöhnungsübungen* zusammengefasst sind. Über den Verlauf der Einstimmungsphase sollte eine kontinuierliche Intensitätssteigerung angestrebt werden. Die zeitliche Ausdehnung dieser Phase liegt im Bereich von 5-10 Minuten.

Kräftigungs- und Dehnphase

Anschließend erfolgt die Kräftigungs- und Dehnphase. Ziel sollte hier sein, den Halte- und Bewegungsapparat zu stabilisieren und zu mobilisieren. Zunächst ist es empfehlenswert, die Übungen zur Kräftigung durchzuführen. Die entsprechenden Dehnungen werden angeschlossen. Die Prinzipien, die dabei Anwendung finden, werden im folgenden Unterpunkt thematisiert. Insgesamt sollte diese Phase mindestens zehn und höchstens 30 Minuten dauern.

Ergänzende Übungsphase

In der ergänzenden Übungsphase können verschiedene Übungsaspekte betont werden. Oft wird hier ein Schwerpunkt auf den Übungen zur Verbesserung der Koordination liegen, da diese viele Fähigkeiten, die im Alltag und im Sport benötigt werden, aufgreifen und schulen. Sollte in der Gruppe geübt werden, kann ein Spiel mit dem Pezziball nicht nur viel Freude bereiten, sondern vor allem eine zweite Belastungsphase im Trainingsprogramm mit einem intensivierten Aspekt der Ausdauerverbesserung darstellen. Zeitlich beläuft sich diese Phase auf etwa zehn Minuten.

Endphase
Jedes Trainingsprogramm sollte durch eine Endphase abgeschlossen werden. In dieser Phase sollen die Körperprozesse wieder auf das Ruheniveau zurückgeführt und Regenerationsprozesse initiiert werden. Der Verlauf dieses Abschnitts ist besonders durch eine abfallende Intensität in der Übungsausführung und eine absteigende Aktivität des Körpers gekennzeichnet. Dazu eignen sich im Besonderen Entspannungs- und Massageübungen. Je nach der Belastungshöhe im Trainingsprogramm beläuft sich die Endphase auf 5-10 Minuten.

Trainingsgegenstand könnte neben dem kompletten Gymnastikprogramm auch vornehmlich die Dehn- und Kräftigungsgymnastik sein, deren Dauer dann durch die Anzahl der Wiederholungen und die Vielfalt der ausgewählten Übungen bestimmt wird.

Die zusätzlich angebotenen Koordinationsübungen haben sowohl einen eigenständigen als auch einen ergänzenden Charakter. Sie können daher ebenfalls zu einem eigenen Übungsprogramm zusammengefasst werden, aber auch immer wieder zwischendurch in einem Dehn- und Kräftigungsprogramm Anwendung finden.

Die Übungen zur Gymnastik können auch durch andere Übungsgeräte wie zum Beispiel Gymnastikball, Gymnastikstab, Handtücher oder Theraband erweitert werden (vgl. Jordan & Hillebrecht, ^{2}1998).

Variationen der Ausgangsübung durch veränderte Bewegungen und Stellungen oder durch Verwendung weiterer Geräte bringen Abwechslung in ein Übungsprogramm. Dabei sollte aber darauf hingewiesen werden, dass Variationen oft auch mit einer erhöhten Intensität und erhöhten koordinativen Anforderungen verbunden sind.

2.1 Prinzipien zur Dehnung und Kräftigung

In der Kräftigungs- und Dehnphase sollte zunächst mit den Kräftigungsübungen begonnen werden. Zur Orientierung für ein gesundheits- und fitnessorientiertes Kraftausdauertraining sollte folgende Regel zur Intensitätssteuerung dienen: Dies wird mit ungefähr 50-60 % der Maximalkraft durchgeführt, dabei ergeben sich in der Regel 12-15 Wiederholungen pro Übungsseite, wobei insgesamt in 2-3 Serien geübt werden sollte.

Die Dehnübungen schließen diese Phase ab. In Abhängigkeit von der Dehnmethode sollte die Übung ungefähr 20, höchstens 30 Sekunden gehalten werden. Zwei Wiederholungen pro Körperseite sind dabei sinnvoll und angemessen.

Übersicht: Prinzipien zum Kräftigen

- Beachten Sie die Funktion der Muskulatur!
- Passen Sie die Dauer, Wiederholungszahl und Intensität individuell an!
- Atmen Sie ruhig und gleichmäßig weiter; keine Pressatmung! Beim Krafteinsatz ausatmen!
- Nehmen Sie die Anspannung der Muskulatur bewusst wahr!
- Kräftigen Sie immer beide Körperseiten!
- Dehnen Sie den Muskel nach der Kräftigung!

Übersicht: Prinzipien zum Dehnen

- Beachten Sie die Ausgangsstellung vor der Dehnung!
- Bewegen Sie sich langsam in die Dehnposition hinein. Erspüren Sie den Dehnreiz. Beim Nachlassen des Dehnreizes verstärken Sie die Dehnposition weiter.
- Leichte Bewegungen wie Wippen, Schwingen und Federn sind erlaubt. Sie sollten diese aber langsam und kontrolliert durchführen!
- Dehnen Sie beide Körperseiten in gleicher Weise.
- Nehmen Sie den Dehnreiz bewusst wahr. Hören Sie auf Ihren Körper!
- Atmen Sie beim Einnehmen der Dehnposition bewusst und lange aus.
- Atmen Sie gleichmäßig. Vermeiden Sie eine Pressatmung!
- Dehnen Sie nicht bei akuten Verletzungen!

2.2 Trainingsprinzipien

Neben den Möglichkeiten der Zusammenstellung von Gymnastikprogrammen müssen bestimmte Prinzipien zur Trainingsgestaltung berücksichtigt werden.

Eine Voraussetzung zum Training ist die Übungshäufigkeit. Um Erfolge bei der Kräftigung und Dehnung zu erzielen, sollte mindestens zwei- bis dreimal in der Woche trainiert werden, damit dauerhafte Veränderungen im Organismus erreicht werden können. Wenn nur einmal wöchentlich trainiert wird, verbessern sich zwar die koordinativen Fähigkeiten durch den Übungseffekt, aber die langen Pausen bewirken, dass sich der Zustand der Muskulatur immer wieder auf das Ausgangsniveau zurückentwickelt. Es tritt kein Trainingseffekt auf. Also besser dreimal in der Woche 20 Minuten als einmal in der Woche 60 Minuten üben!

Wichtig ist jedoch folgendes Prinzip

Training sollte als Belastung und Herausforderung angelegt und empfunden werden. Eine Überlastung ist dabei zu vermeiden. Überlastungserscheinungen drücken sich durch Muskelschmerzen, Verspannungen oder sogar durch Rückenschmerzen aus. Die Folge wären lange Erholungspausen, in denen keine Trainingsphase möglich ist, um die körperliche Fitness zu verbessern. Im Weiteren würde das Wohlbefinden des Übenden beeinträchtigt und die Begeisterung, den Pezziball aktiv zu nutzen, könnte unter Umständen verloren gehen.

Der praktische Tipp!

Beginnen Sie mit einem mäßigen, aber regelmäßigen Training. Und steigern Sie Ihre Trainingsbelastung allmählich. Um eine gewisse Abwechslung in Ihrem Übungsprogramm zu erhalten, können Sie turnusmäßig verschiedene Übungen durch andere mit dem gleichen Trainingsbereich ersetzen. Sie werden so variationsreiche Übungsprogramme erhalten.

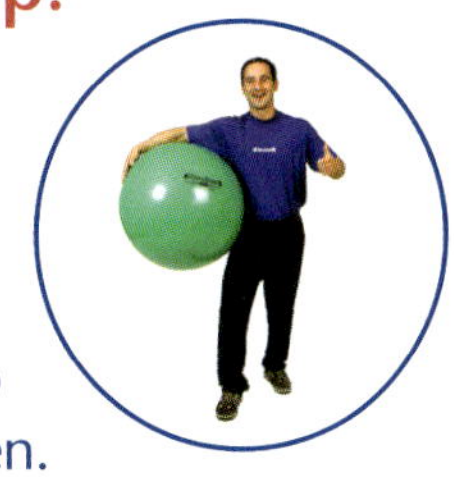

Ein Trainingsprogramm sollte seine natürliche Begrenzung immer in der körperlichen Leistungsfähigkeit finden. Es hat keinen Sinn, wenn Ausgangsstellungen oder Übungsabläufe nicht mehr in zweckmäßiger Weise durchgeführt werden können, da der Körper bereits zu müde und erschöpft ist. Das Übungsprogramm sollte dann besser durch eine Entspannungsübung beendet werden.

Nicht zu lange und zu starr auf dem Ball sitzen

Viele Besitzer eines Pezziballs benutzen diesen auch als Sitzgelegenheit, beispielsweise anstelle eines Bürostuhls am Schreibtisch oder als Stuhlersatz im Wohnzimmer. Wer sich sofort nach der Anschaffung eines Balls häufig und über einen längeren Zeitraum auf diesen setzt, erfährt durch ein aktives und aufrechteres Sitzen eine vermehrte Anstrengung der Rückenmuskulatur. Diese erhöht zu leistende Haltearbeit kann sich unter anderem auch durch leichte Schmerzen im Rücken bemerkbar machen.

Ein in dieser Anfangsphase zum aktivem Sitzen ergänzend durchgeführtes Gymnastikprogramm kann diese Symptome noch verstärken. Daher wird empfohlen: Will man den Pezziball zum Sitzen gebrauchen, sollte man zunächst nur 15-30 Minuten durchgehend auf dem Ball sitzen und danach wieder zurück zum Stuhl wechseln. Dieser Wechsel der Sitzmöbel kann mehrmals am Tag erfolgen. Nach einer Gewöhnungsphase von einer bis zwei Wochen kann die Dauer des Sitzens auf dem Ball nach und nach gesteigert werden.

Zusammenfassung
Trainingsprinzipien

1. Übungshäufigkeit: „Besser häufiger kürzer als nur einmal lange trainieren!"
2. Trainiere Sie regelmäßig und kontinuierlich!
3. Vermeiden Sie Überlastungen, trainieren Sie mäßig!
4. Steigeren Sie langsam und angemessen Umfang und Intensität der Übungen!
5. Gestalten Sie das Training abwechslungsreich!
6. Bedenken Sie die körperliche Beanspruchung vor Trainingsbeginn!
7. Trainieren Sie altersgemäß!

3 Erweiterungen zur Gymnastik mit dem Pezziball

Zur Gestaltung einer abwechslungsreichen Gymnastik mit dem Pezziball können die einzelnen Übungen, die im praktischen Teil angeboten werden, auch verändert oder erweitert werden. Den eigenen Ideen und Möglichkeiten sollen hier keine Einschränkungen gegeben werden.

Wie sich im Praxisteil zeigt, gibt es Übungen, die primär *dynamischen* oder primär *statischen* Charakter haben. Zusätzliche Übungsgeräte neben dem Pezziball lassen sich in beiden Bereichen einbauen. Die Verwendung der Geräte kann auch wiederum vorwiegend dynamisch oder eher statisch geprägt sein.

Prinzipiell ist es möglich, viele der bekannten gymnastischen Übungen auch mit oder auf dem Pezziball durchzuführen.

Gleiches gilt für zahlreiche Kleine Spiele, die mit einem Ball gespielt werden. Mit ein wenig Fantasie lassen sich die Regeln und die äußere Umgebung notfalls derart verändern, dass ein Spiel mit dem großen Ball gelingt. Darüber hinaus bringt der Ball neben bloßer Abwechslung weitere Variationen ins Spiel, die sich auf Flugbahn, Rollgeschwindigkeit, Prellhöhe und ähnliche Faktoren beziehen. Die Spieler werden aufgefordert, sich mit diesen neuen Bedingungen in einer bekannten oder unbekannten Situation auseinander zu setzen. Dabei gewinnen sie umfangreiche Eindrücke und Erfahrungen, die sie nicht nur im Sport weiterverwerten können.

4 Einzel-, Partner- oder Gruppentraining

Viele Benutzer des Pezziballs lernen diesen auf eine bestimmte Art in einem bestimmten Rahmen kennen. Oft können sie sich dann überhaupt nicht vorstellen, dass es auch noch andere Organisationsformen und Varianten gibt, den Ball sinnvoll zu nutzen.

So kann die Gymnastik mit dem Pezziball beispielsweise einzeln, mit einem Partner oder auch in der Gruppe betrieben werden. Durch diese verschiedenen Gestaltungsmöglichkeiten wird das Training abwechslungsreicher.

Partnerübungen werden in zwei Kategorien eingeteilt (vgl. Jordan & Graeber, 2000):

Einerseits ist es bei Partnerübungen möglich, dass beide gleichzeitig an der Übung teilhaben, das heißt sich trainieren, und dabei Kräfte und Bewegungen miteinander oder gegeneinander einsetzen. Andererseits kann der Partner lediglich unterstützende Aufgaben übernehmen, um den Übenden an eine Übung heranzuführen oder sie ihm sogar erst zu ermöglichen. Diese zweite Anwendungsart findet besonders bei Übungsformen statt, bei denen eine hohe Gleichgewichtsfähigkeit erforderlich ist.

Beim Gruppentraining können sowohl Einzel- als auch Partnerübungen verwendet werden. Die Möglichkeit zur Programmerweiterung besteht hier in Form der Abänderung einer Belastungsphase. Diese kann mithilfe eines Spiels durchgeführt werden. Durch ein Spiel kommt es zur optimalen Belastung des Herz-Kreislauf-Systems. Die damit zusätzlich gekoppelten sozialen und emotionalen Aspekte des Spiels verbinden Training mit Spaß.

Die abschließende Entspannungsphase eines Übungsprogramms kann mithilfe eines Partners oder innerhalb einer Gruppe nicht nur variantenreicher durchgeführt werden, sondern sie wirkt oft auch effektiver und erholsamer als bei einer individuellen Ausführung.

Der praktische Tipp!

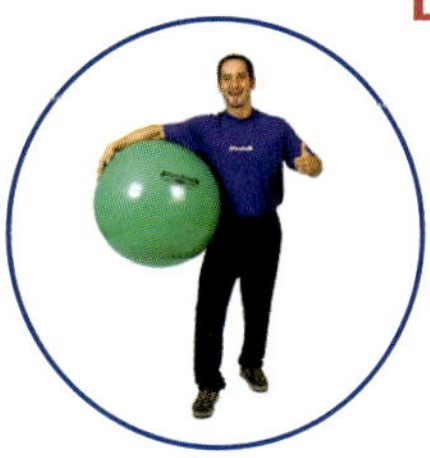

Verabreden Sie sich mit Ihren Freunden zu einem gemeinsamen Trainingstermin. Mit einem Partner oder sogar in einer Gruppe werden Sie feststellen, dass Ihnen vieles leichter fällt und Sie auch eher bereit sind, sich noch mehr anzustrengen und mit schwierigen Übungen Ihr Training zu gestalten.

PRAKTISCHER TEIL

VII Gymnastik mit dem Pezziball

1 Einleitende Vorbemerkungen

Beim Einstieg in ein Training mit dem Pezziball sind die Hinweise zu beachten, die in Abschnitt IV.3 und in Kapitel VI gegeben worden sind. Darüber hinaus werden diese Informationen hier noch durch wenige methodische und formale Angaben ergänzt.

Vermeidung von Schäden am Bewegungsapparat

Sie sollten die Übungsangaben zur Intensität, Dauer und Wiederholungszahl individuell genau prüfen und jeweils bezogen auf Ihren Körper interpretieren.

Probieren Sie daher zunächst das Übungsangebot aus. Gegebenenfalls ändern Sie dann einige Parameter entsprechend Ihrem Leistungs- und Könnensstand ab. Den individuellen Veränderungen der Übungen kommt besonders in der Einstiegsphase eines Übungsprozesses mit dem Pezziball hohe Bedeutung zu.

Schwerpunkt: Körperwahrnehmung

Kopieren Sie die Übungen nicht nur, sondern spüren Sie aktiv nach, zu welchen Veränderungen es während der Übung innerhalb der Muskulatur kommt. Dies gilt sowohl für den Bereich der Dehnübungen als auch für Beweglichkeits-, Kräftigungs- und Entspannungsübungen.

Beachten Sie bei diesen Übungen den Vorgang der Atmung in dem Sinne, dass Sie versuchen, rhythmisch und gleichmäßig weiterzuatmen und nicht zwischendurch in eine Pressatmung verfallen.

Gliederung des Übungsangebots

Das gesamte Übungsangebot der Dehn-, Beweglichkeits- und Kräftigungsübungen ist in fünf Teilbereiche untergliedert. Jeder dieser Teilbereiche ist für sich als ein Funktionskreis des Zusammenspiels der verschiedenen dazugehörigen Muskeln und Muskelgruppen zu sehen.

PRAXIS

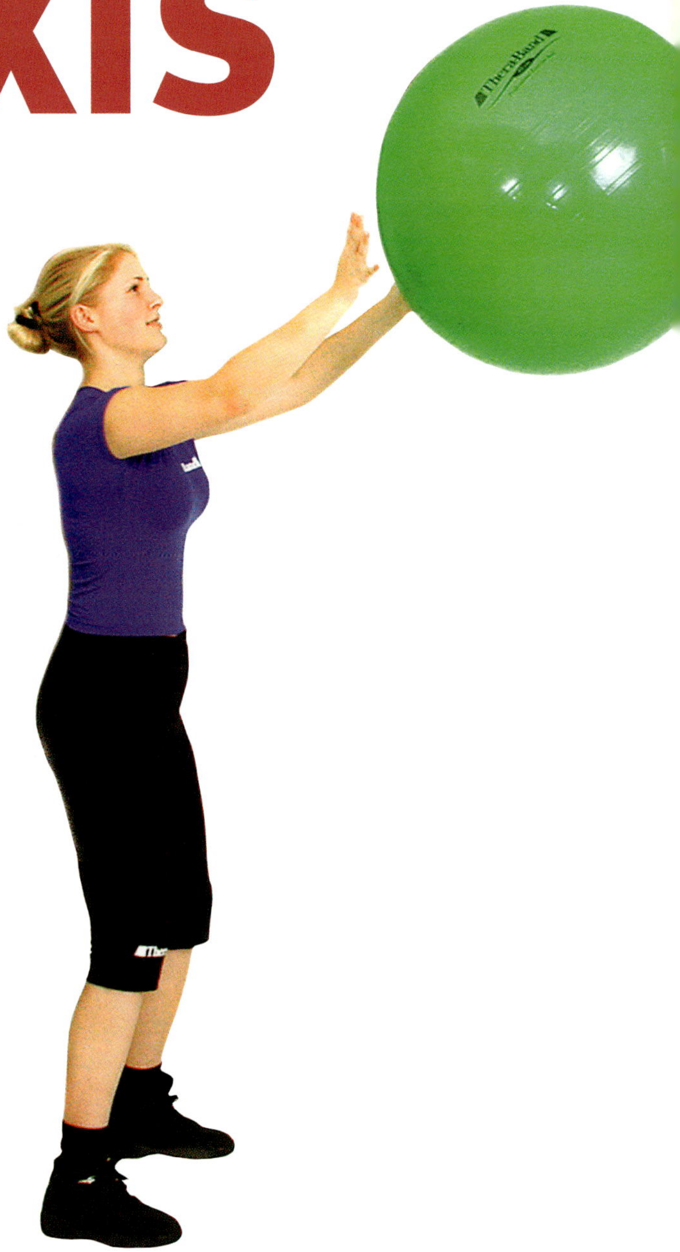

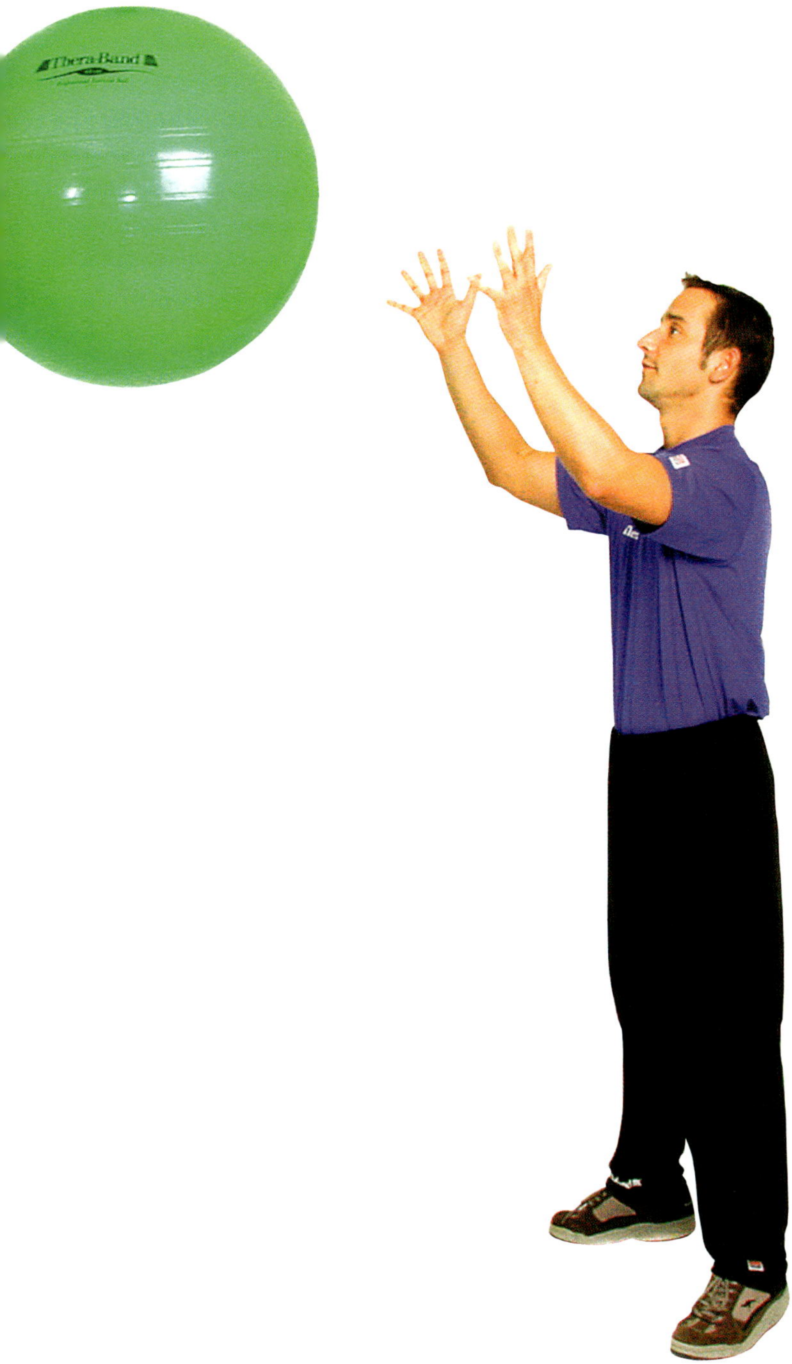

Gleichzeitig jedoch existiert ein Funktionskreis nicht isoliert, sondern tritt auch immer in Wechselwirkungen und Abhängigkeiten mit der ihn umgebenden Muskulatur. Daher sind bei der Wirkungsweise der Übungen oft Überschneidungen zwischen den Teilbereichen zu finden; nicht selten kommt es zur Beanspruchung ganzer Muskelketten. Die jedem Teilbereich vorgeschaltete, kurze Erläuterung der dazugehörenden Muskulatur bezieht sich nur auf ausgewählte Muskeln.

Gliederung und Beschreibung einer Übung

Die Übungsbeschreibung gibt verbal wieder, wie der Übungsablauf in vorgegebener Weise ausgeführt wird. Dabei ist die Reihenfolge zu beachten. Zunächst wird immer auf die Ausgangsstellung oder Grundspannung eingegangen, bevor das Wort „Nun" den Übungsbeginn signalisiert. Bei Partnerübungen beziehen sich die Angaben zu den Kennzeichnungen *P1* und *P2* jeweils auf die Ausführungen der beiden Übenden, die hier nummeriert sind. Unter dem Punkt *Hinweis* werden besondere Informationen zur Übung gegeben, die jedoch unbedingt beachtet werden sollten. Die *Variationen* zur Grundübung bieten Anregungen, den Übungsablauf in entsprechender Weise zu verändern, um einer möglicherweise aufkommenden Monotonie entgegenzuwirken oder um neue Übungsreize zu setzen. Die *Wirkungsweise* der Übung im Hinblick auf die Muskulatur, die Haltung, spezielle Fähigkeiten oder den Alltag wird im nächsten Unterpunkt beschrieben. Die Auflistung der verschiedenen Aspekte ist so zu verstehen, dass die Hauptwirkung zuerst genannt wird und weitere untergeordnete Wirkungen nachfolgend aufgeführt sind.

2 GEWÖHNUNGSÜBUNGEN

11 Schwingendes Becken

Beschreibung:
Im Sitzen auf dem Ball die Beine leicht grätschen, das Knie- und das Hüftgelenk bilden einen rechten Winkel oder etwas größer. Die Füße haben mit der gesamten Sohle Kontakt zum Boden und suchen festen Halt. Das Becken richtet sich aktiv auf, der Brustkorb hebt sich und die Halswirbelsäule ist gestreckt, wobei der Blick geradeaus (waagerecht zum Boden) gerichtet ist. Mit dem Becken seitlich hin- und herrollen sowie vor und zurück.

Hinweis:
Keine Oberkörperbewegung! Das Rollen nur durch die Beckenbewegung erzielen. Das Bewegungsausmaß nur langsam und behutsam steigern.

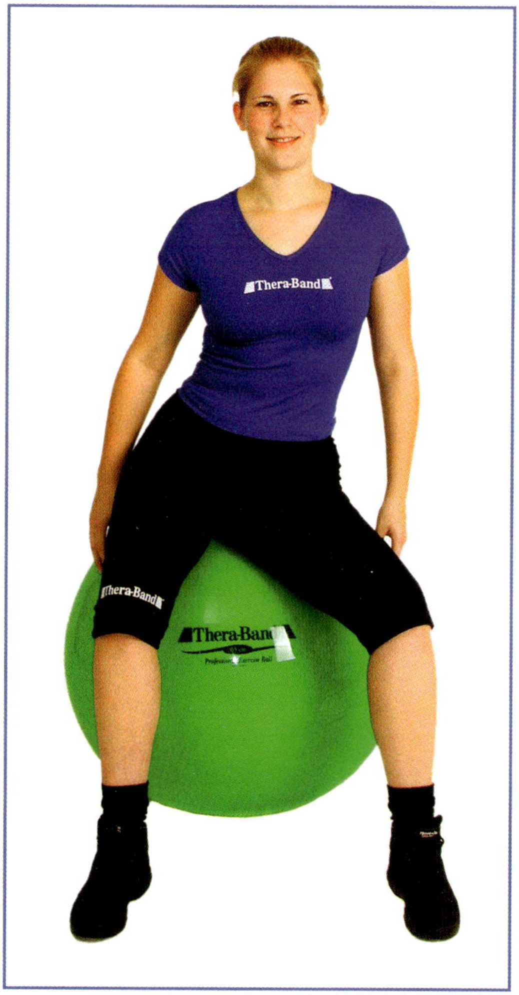

Variation:
Die Arme unterstützend am Ball oder seitlich neben dem Körper halten.

Wirkungsweise:
Mobilisation der Hüftgelenke und der Lendenwirbelsäule.

Fehler: Pendelnde Rollbewegung aus der Hüfte gelingt nicht.
Korrektur: Mit den Händen am Beckenkammknochen die Bewegung führen.

12 Bandscheibenmassage

Beschreibung:
Aus dem aufrechten, aktiven Sitzen auf dem Ball sollen die einzelnen Rollbewegungen von vorne nach hinten und von links nach rechts zu einer kreisenden Beckenbewegung auf dem Ball verbunden werden. Richtungswechsel beim Kreisen.

Variation:
Zusätzliche Wippbewegungen rhythmisch einbauen.

Wirkungsweise:
Mobilisation der Hüftgelenke und der Lendenwirbelsäule, Förderung der Versorgung der Bandscheiben, entlastende Wirkung für die Bandscheiben, entspannende Wirkung für den gesamten Rücken.

Fehler: Keine gleichmäßig runde Kreisbewegung.
Korrektur: Zunächst sehr klcinräumige Kreisbewegungen aus dem Rumpf heraus ausführen.

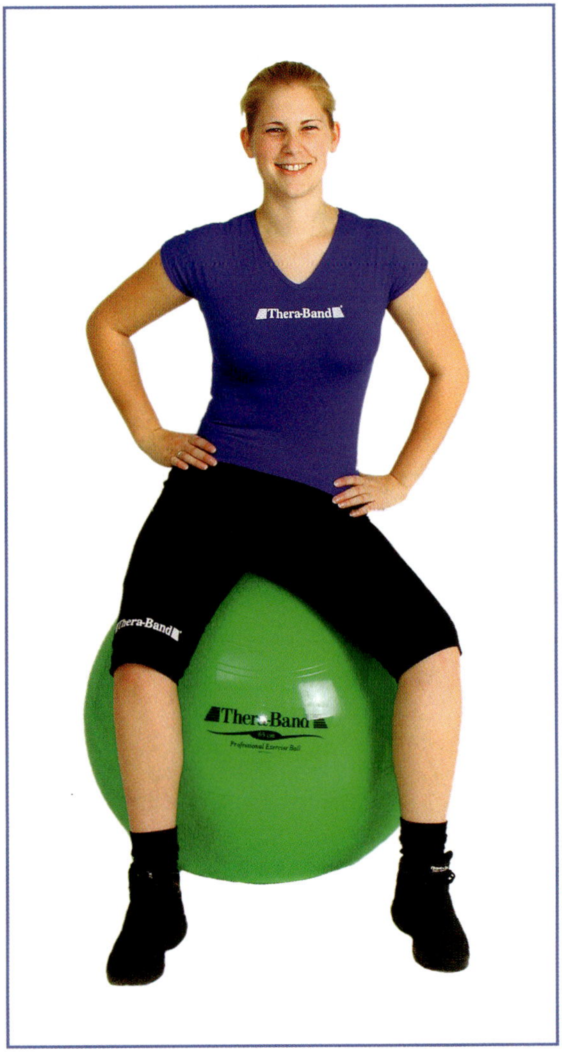

13 Wippen

Beschreibung:
Auf dem Ball sitzen und den Körper aufrichten, indem sich das Becken aufrichtet, der Brustkorb hebt und die Halswirbelsäule streckt. Die Bauchmuskulatur, das Gesäß und die obere Rückenmuskulatur leicht anspannen. Der Schultergürtel bleibt locker. Die Füße halten mit ganzer Sohle festen Kontakt zum Boden, Arme und Hände am Ball oder seitlich neben dem Körper halten.

Mit stabilisiertem Oberkörper kann nun mit leichtem Wippen auf dem Ball begonnen werden. Allmählich steigern. Dabei den Rhythmus der Auf- und Abbewegung des Balls annehmen.

Variation:
Während des Wippens um die eigene Achse drehen.

Wirkungsweise:
Stabilisation des Rumpfs, Koordinationsverbesserung.

Fehler: Spannung im Oberkörper wird aufgegeben; dadurch ist keine Wippbewegung möglich.
Korrektur: Bewegung unterbrechen, erneute Oberkörperspannung aufbauen, zusätzlich Arme nach hinten führen und Handgelenke nach oben abklappen.
Fehler: Beschwerden in der Lendenwirbelsäule.
Korrektur: Bauch- und Gesäßmuskulatur stärker anspannen.

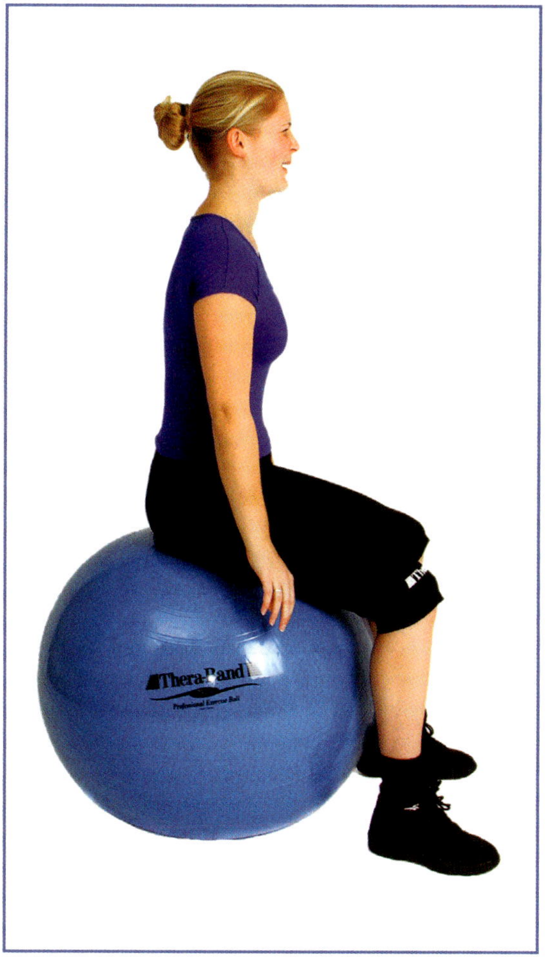

14 Sprungfeder

Beschreibung:
Wippen im aufrechten Sitz auf dem Ball. Das rhythmische Wippen allmählich verstärken. Nach jeweils vier Auf- und Abbewegungen mit stabilisiertem Oberkörper und leichter Oberkörpervorlage zum Stehen kommen.

Hinweis:
Die aufrechte und stabilisierte Haltung des Rückens beim Sitzen bleibt während der Bewegung des Aufstehens bis hin zum Stand unverändert erhalten.

Variation:
Nur wenn der Oberkörper stabilisiert gehalten werden kann! Wippbewegung auf dem Ball verstärken, Fußkontakt zum Boden aufgeben und ins leichte Springen auf der Stelle kommen.

Wirkungsweise:
Stabilisation des Rumpfs, Verbesserung der Koordination.

Fehler:
Kein Bewegungsrhythmus.
Korrektur: **Langsame und kleine Wippbewegungen ausführen, auf die Bewegung des Balls achten und sich dieser anpassen.**

Fehler: **Oberkörperspannung wird während des Aufstehens aufgegeben.**
Korrektur: **Zunächst das Aufstehen vom Stuhl oder ruhenden Ball üben, später das Wippen hinzunehmen.**

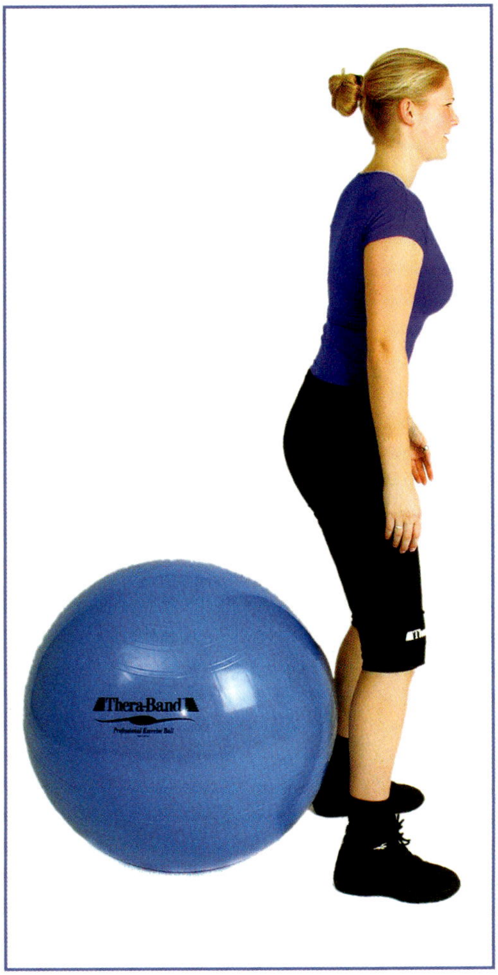

15 Zuhören

Beschreibung:
Aufrechtes, aktives Sitzen auf dem Ball. Ein Bein überschlagen. Arme und Hände am Ball oder seitlich neben dem Körper zum Ausbalancieren. Oberkörper aufrichten. Beinwechsel.

Variation:
Den Beinwechsel flüssig hintereinander ausführen, zusätzlich wippen.

Wirkungsweise:
Verbesserung des Gleichgewichts und der Koordination.

Fehler: Die Bewegungen sind zu ruckartig und zu schnell.
Korrektur: Zunächst das Gleichgewicht finden, sich dann kontrolliert bewegen.

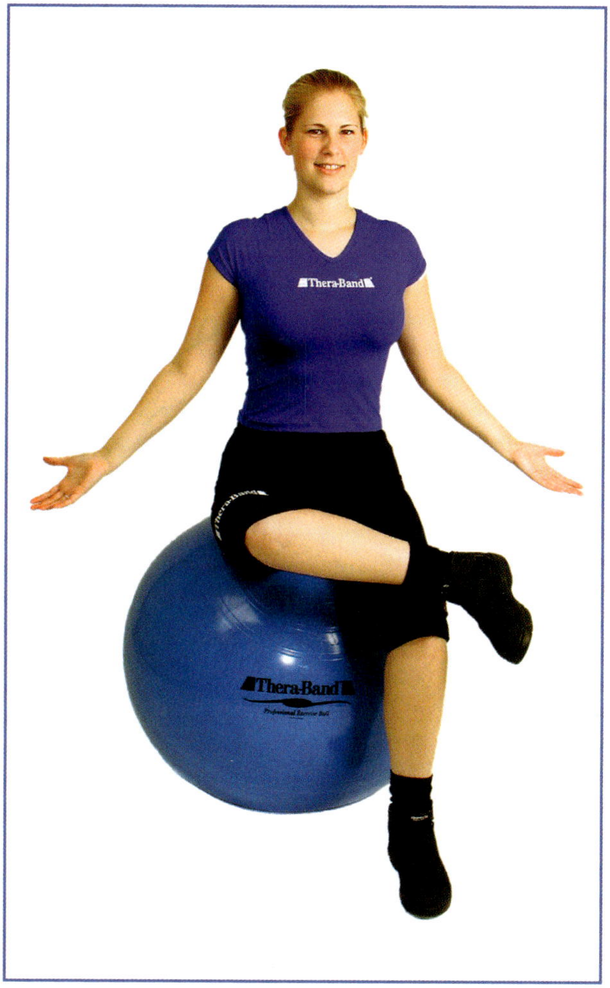

16 Hoch das Bein

Beschreibung:
Aufrechtes, aktives Sitzen auf dem Ball und ein Bein vom Boden abheben. Gleichgewicht finden. Beinwechsel. Wechsel der Beine mit der Zeit verkürzen, in einen Rhythmus kommen.

Variation: Bein gestreckt abheben, abgehobenes Bein wechselweise anziehen und strecken, schwingen und kreisen lassen; zusätzlich wippen.

Wirkungsweise: Verbesserung des Gleichgewichts, Kräftigung des Kniestreckers und des Hüftbeugers, Stabilisation des Rumpfs, Dehnung des Kniebeugers.

Fehler: **Becken ist nach hinten gekippt, Rundrückenhaltung im Bereich der Lendenwirbelsäule.**
Korrektur: **Vorstellung: Das Brustbein zieht nach vorne oben.**

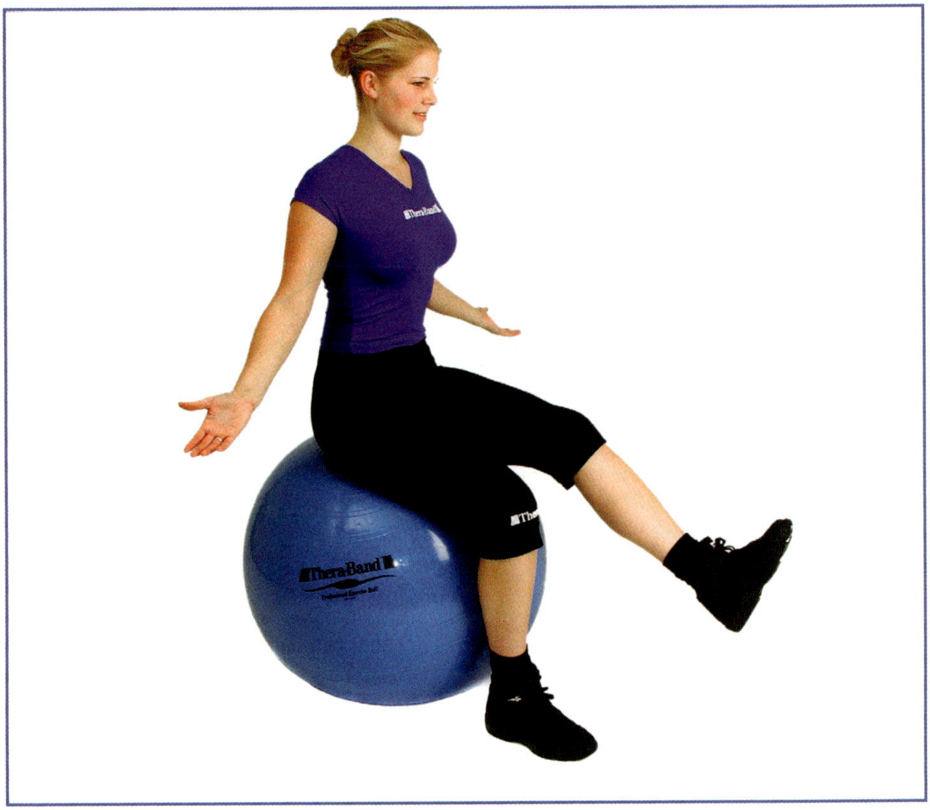

17 Kasatschok

Beschreibung:
Auf dem Ball sitzen, rhythmisch wippen, Füße bleiben am Boden und Beine im Wechsel beugen und strecken. Die Arme vor dem Körper verschränken. Tempo allmählich steigern.

Variation:
Gestrecktes Bein vom Boden abgehoben halten. Musikeinsatz.

Wirkungsweise:
Verbesserung des Gleichgewichts und der Koordination.

Fehler: Die Bewegung ist unrhythmisch.
Korrektur: Zunächst auf einem Stuhl üben, dann mit nur mäßigem Wippen beginnen.

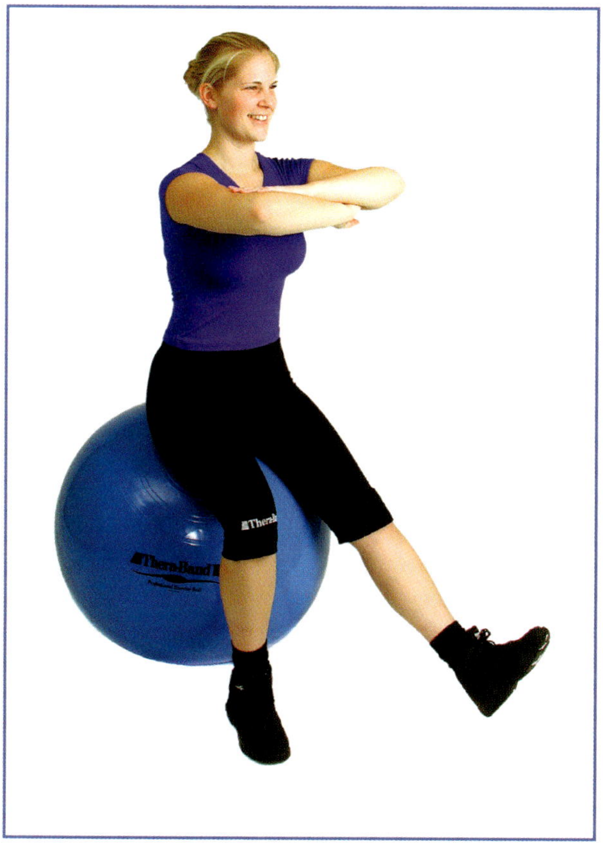

18 Gymnastischer Transfer

Beschreibung:
Auf dem Ball sitzen, rhythmisch wippen. Verschiedene gymnastische Übungsformen ausprobieren. Zum Beispiel:

a. Bei jeder Hochbewegung in die Hände klatschen.
b. Abwechselnd unter einem Bein in die Hände klatschen.
c. Überkreuzkoordination (rechter Ellbogen zum linken Knie und umgekehrt).
d. Leichtes seitliches Drehen des Oberkörpers und Schwingen der Arme. Rhythmusveränderung beim Wippen. Weitere Übungsmöglichkeiten herausfinden!

Wirkungsweise:
Stabilisationsschulung des Rumpfs, Gleichgewichts- und Koordinationsschulung.

Fehler: Der Oberkörper fällt in sich zusammen, die Lendenwirbelsäule wird rund.
Korrektur: Vorstellung: Das Brustbein wird an einem Faden nach vorne oben gezogen.
Fehler: Die Bewegungen sind unrhythmisch und nicht flüssig.
Korrektur: Zunächst alle Bewegungen mit Doppel- oder Dreifachfederung probieren.

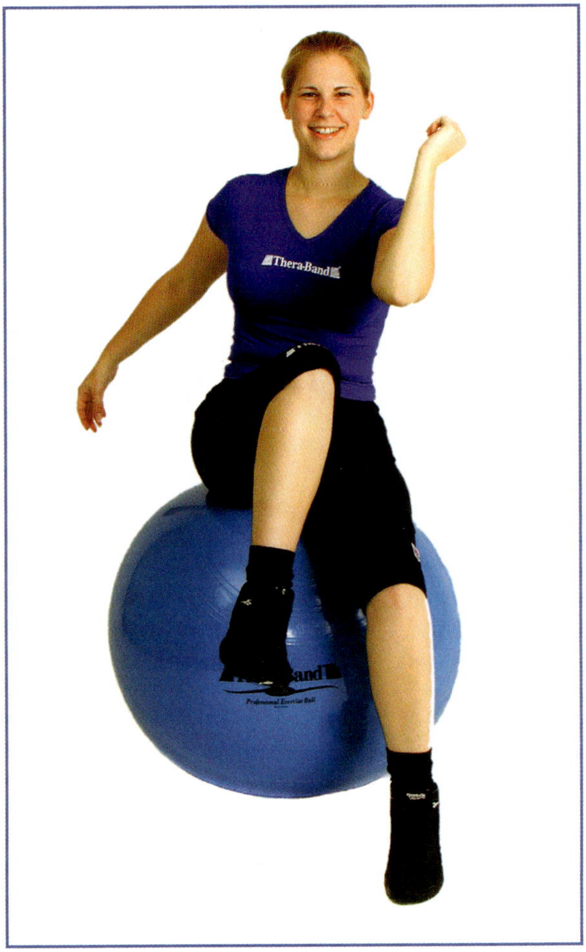

19 Rollkombination

Beschreibung:
Seitlich auf dem Ball sitzen. Mit dem Übersetzen des Beins den gesamten Körper zur anderen Seite rollen. Richtungswechsel.

Variation:
Allmählich die Rollgeschwindigkeit und -weite steigern.

Wirkungsweise:
Verbesserung der Koordination und des Gleichgewichts.

Fehler: Die Bewegung gelingt nicht.
Korrektur: Nur langsam rollen, dabei die Füße in kleinen Wechselschritten von einer zur anderen Seite aufsetzen. Mit den Armen die Rollbewegung ausgleichen.

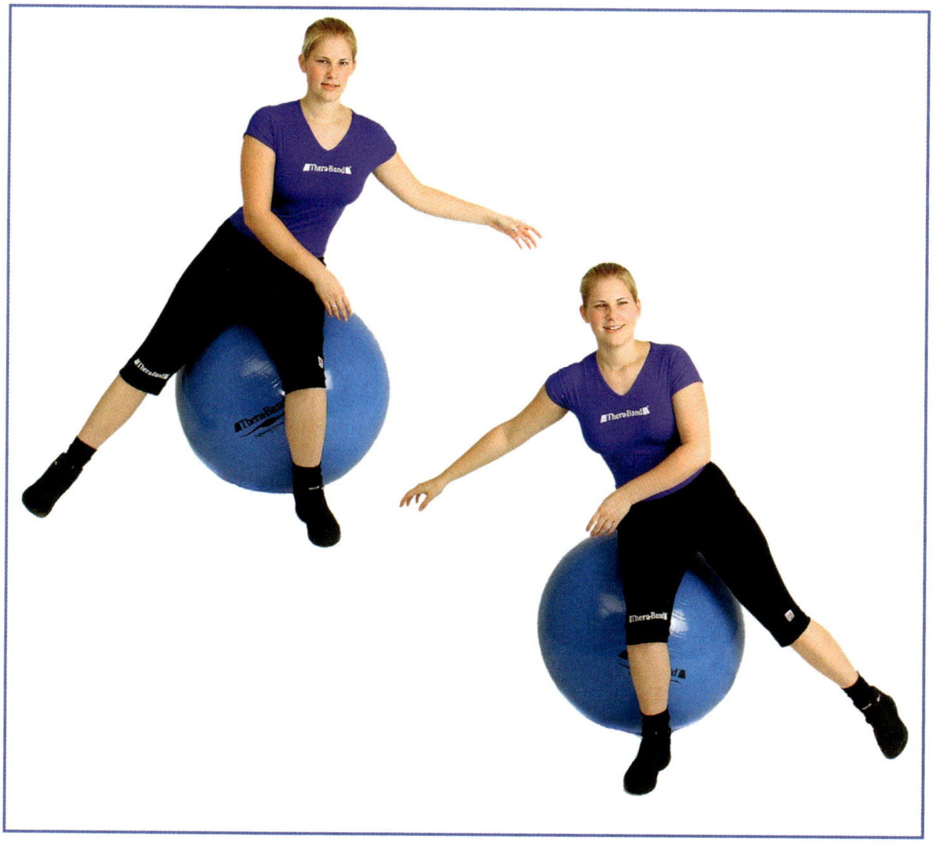

20 Balancieren im Sitz

Beschreibung:
Auf dem Ball sitzen. Die Füße vom Boden lösen und das Gleichgewicht halten. Jeder Bodenkontakt ist zu vermeiden. Sich mit den Händen am Ball festhalten oder mit den Armen seitlich ausbalancieren. Beine allmählich völlig vom Ball lösen.

Motivation:
Wie lange schaffe ich es, in Balance zu bleiben?

Hinweis:
Bei unsicheren Übenden anfangs eine Person zur Hilfestellung hinzuziehen, die hinter dem Übenden steht und ihn gegebenenfalls stützen kann.

Wirkungsweise:
Verbesserung der Gleichgewichtsfähigkeit, Stabilisierung des Rumpfs.

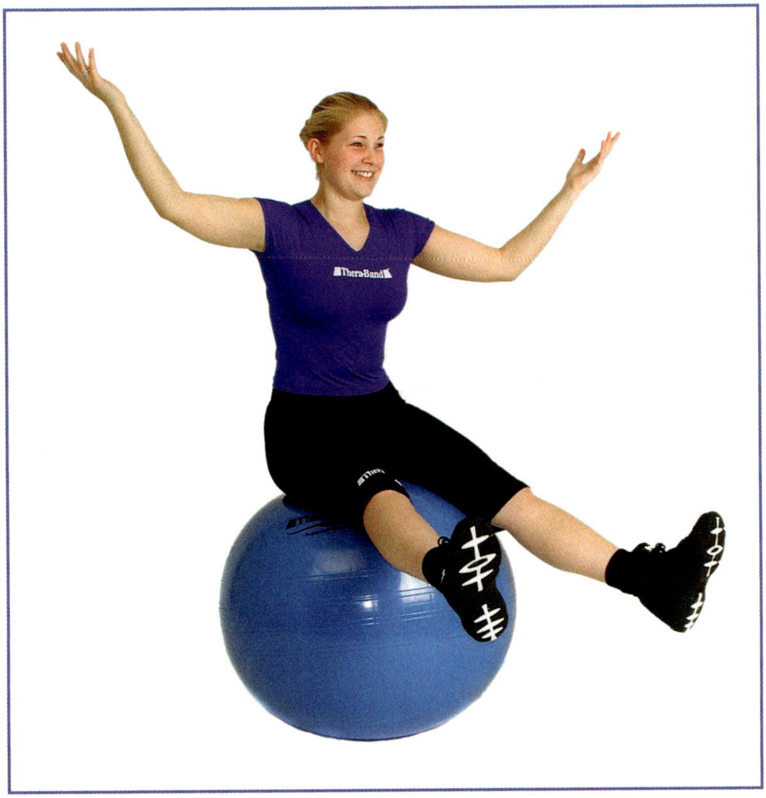

3 ÜBUNGEN ZUR DEHNUNG, KRÄFTIGUNG & BEWEGLICHKEIT MIT DEM PEZZIBALL

3.1 Der Beinbereich

Funktion der Muskeln und Muskelgruppen

Kniestrecker (M. quadriceps femoris): Der vierköpfige Kniestrecker bildet die vordere Oberschenkelmuskulatur und streckt das Knie. Der gerade Anteil (M. rectus femoris) ist zusätzlich an der Vorneigung des Beckens beteiligt.

Kniebeuger (Ischiocruralmuskulatur): Die Muskeln der hinteren Oberschenkelmuskulatur bewirken als zweigelenkige Muskeln sowohl die Beugung im Knie als auch die Streckung der Hüfte.

Schenkelanzieher (Adduktoren): Die Muskeln der Adduktorengruppe bilden die Oberschenkelinnenseite und ziehen den Oberschenkel an bzw. beugen ihn.

Fußanheber: Die vordere Muskelgruppe des Unterschenkels mit dem vorderen Schienbeinmuskel (M. tibialis anterior) und den Zehenstreckern hebt den Fuß an und kann ihn einwärts drehen.

Fußsenker (M. triceps surae): Die dreiköpfige Wadenmuskulatur senkt den Fuß, presst die Sohle an den Boden und hebt die Ferse ab.

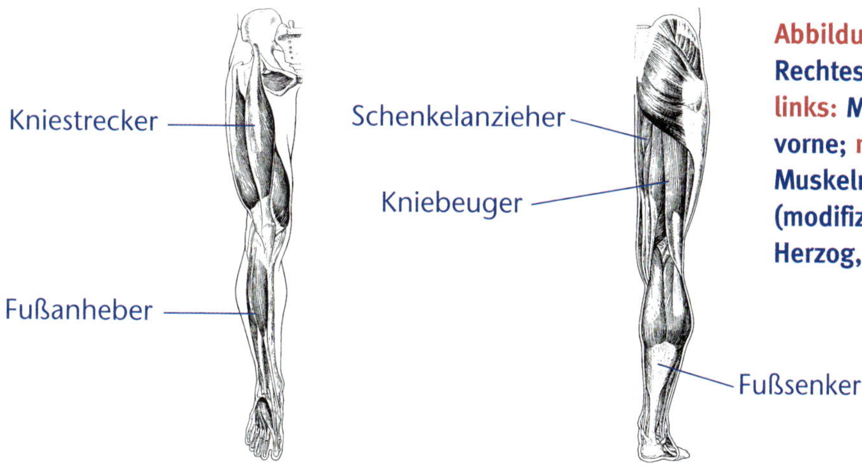

Abbildung 10: Rechtes Bein, links: Muskel von vorne; rechts: Muskeln von hinten (modifiziert nach Herzog, 1981)

ÜBUNGEN ZUR DEHNUNG

21 Dehnung der Kniebeuger

Beschreibung:
Sitz im vorderen Bereich auf dem Ball, Oberkörperspannung aufnehmen, die Wirbelsäule strecken. Ein Bein ist gebeugt am Ball. Das andere wird gestreckt mit der Ferse am Boden aufgesetzt zur Dehnung des Kniebeugers.

Den Oberkörper zur Verstärkung der Dehnung langsam durch Beugen im Hüftgelenk (der Unterleib geht zuerst nach vorne) nach vorn führen, das Gesäß nach hinten herausschieben.

Variation:
Bei angezogener Fußspitze wird zusätzlich die Wadenmuskulatur gedehnt.

Wirkungsweise:
Dehnung der Kniebeuger, Dehnung der Wadenmuskulatur.

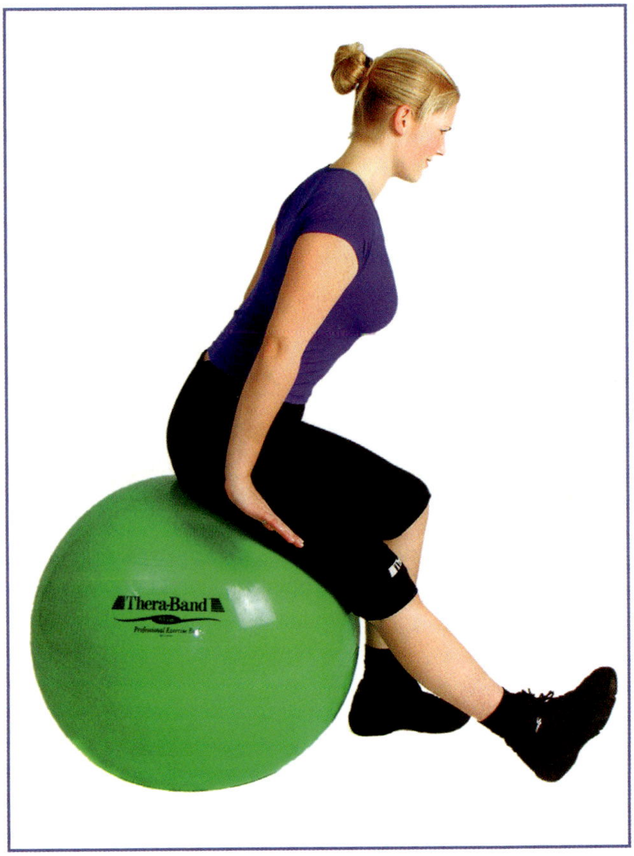

Fehler:
Der Rücken ist rund.
Korrektur: Vorstellung: Brustbein vorbringen, dabei die Wirbelsäule strecken.
Fehler: Kein Dehnungsgefühl.
Korrektur: Den Oberkörper weiter vorführen, Gesäß nach hinten schieben.

22 Einseitige Grätsche

Beschreibung:
Rückenlage auf dem Boden, die Beine liegen im rechten Knie- und Hüftwinkel gebeugt auf dem Ball. Ein Bein gestreckt nach oben führen und dann seitlich am Boden ablegen zur Dehnung der Oberschenkelinnenseite. Schultern, Rücken und Gesäß haben ständig vollen Kontakt zum Boden. Die Arme liegen seitlich neben dem Körper.

Durch eine langsame Rollbewegung des gebeugten Beins auf dem Ball zur Gegenseite kann die Dehnung verstärkt werden.

Wirkungsweise:
Dehnung der beinanspreizenden Muskulatur (Adduktoren).

Fehler: Schultern und Rücken kippen zur Seite.
Korrektur: Die senkende Bewegung des gestreckten Beins nur langsam ausführen, dem Dehnungsreiz nachspüren und gegebenenfalls mit dem gebeugten Bein zur Dehnungsseite hinrollen.

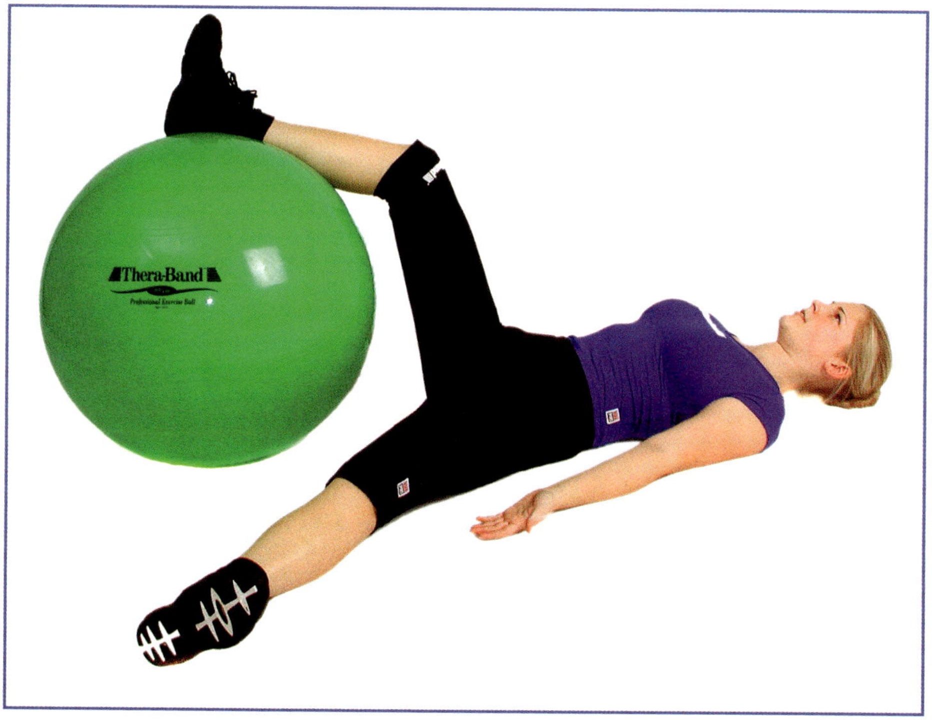

23 Rumpfbeuge

Beschreibung:
Aufrechtes, aktives Sitzen auf dem Ball, die Beine sind schulterbreit gegrätscht. Die Wirbelsäule strecken, indem das Brustbein nach vorne oben strebt und das Becken sich aufrichtet. Die Halswirbelsäule strecken. Das rechte Bein seitlich neben dem Körper ausstellen.

Den linken Arm nach oben führen und den Oberkörper zur rechten Seite beugen. Bauch- und Gesäßmuskeln anspannen. Seitenwechsel.

Wirkungsweise:
Dehnung der beinanspreizenden Muskulatur (Adduktoren) und der seitlichen Rumpfmuskulatur.

Fehler: Die Rumpfbeugung erfolgt in Vor- oder Rücklage.
Korrektur: Bauch- und Gesäßmuskulatur anspannen.

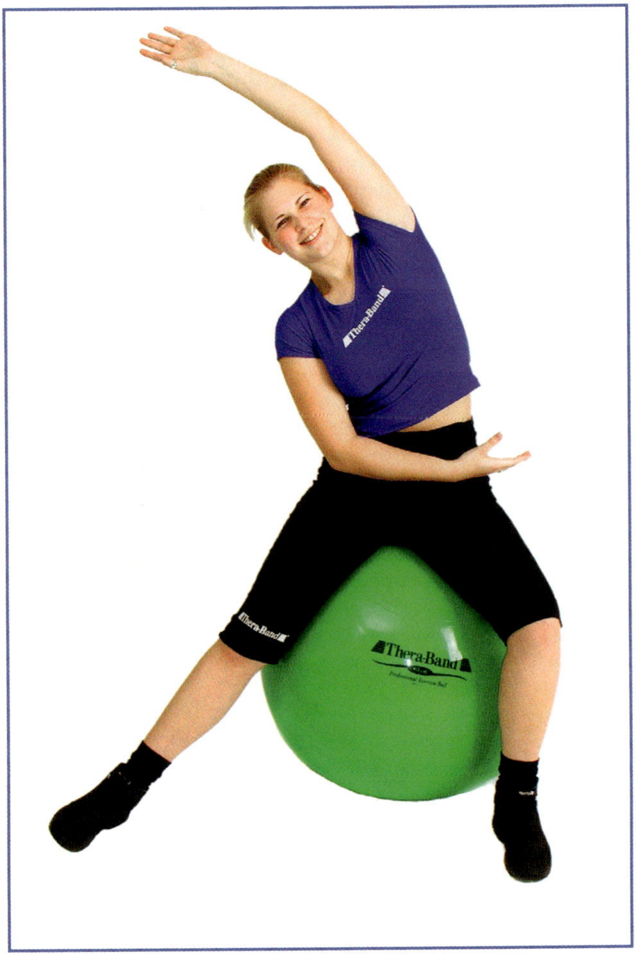

ÜBUNGEN ZUR KRÄFTIGUNG

24 Beckenlift

Beschreibung:
Rückenlage auf dem Boden, Beine liegen im rechten Knie- und Hüftwinkel gebeugt auf dem Ball, Fußspitzen sind angezogen. Die Arme liegen locker seitlich neben dem Körper.

Durch Drücken der Unterschenkel in den Ball das Becken langsam vom Boden abheben (ca. 10 cm). Die Kniebeuger werden maximal angespannt. Anschließend Wirbel für Wirbel abrollen und allmählich den Lendenwirbelbereich und das Becken wieder auf dem Boden ablegen. Atmung!

Variation:
Die Arme zeigen beide senkrecht nach oben. Mit den Beinen zusätzlich leichte Rollbewegungen nach links und rechts ausführen.

Wirkungsweise:
Kräftigung der Kniebeuger und der Wadenmuskulatur, Stabilisation des Lendenwirbelsäulen-Becken-Hüft-Bereichs.

Fehler: Die Arme unterstützen die Aufwärtsbewegung des Beckens.
Korrektur: Arme vom Boden abheben.

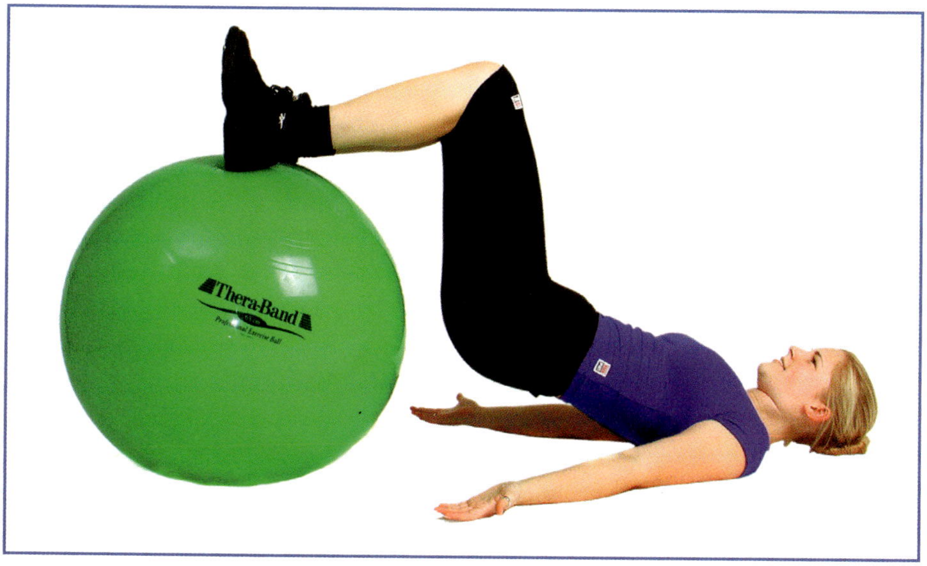

25 Kantensitz

Beschreibung:
Aufrechtes, aktives Sitzen auf dem Ball, rhythmisch wippen. Währenddessen mit dem Becken nach vorn rollen und knapp an der Kante zum Sitzen kommen. Weiterhin wippen.

Nun wechselweise eine oder gleichzeitig beide Fersen möglichst weit vom Boden abheben.

Variation:
Sitz auf der Kante, wippen und auf der Stelle gehen.

Wirkungsweise:
Kräftigung der Waden- und der Oberschenkelmuskulatur, Stabilisierung des Rumpfs.

Fehler: Der Oberkörper fällt in sich zusammen.
Korrektur: Vorstellung: Das Brustbein strebt nach vorn oben, mehr Spannung zwischen den Schulterblättern aufbauen.

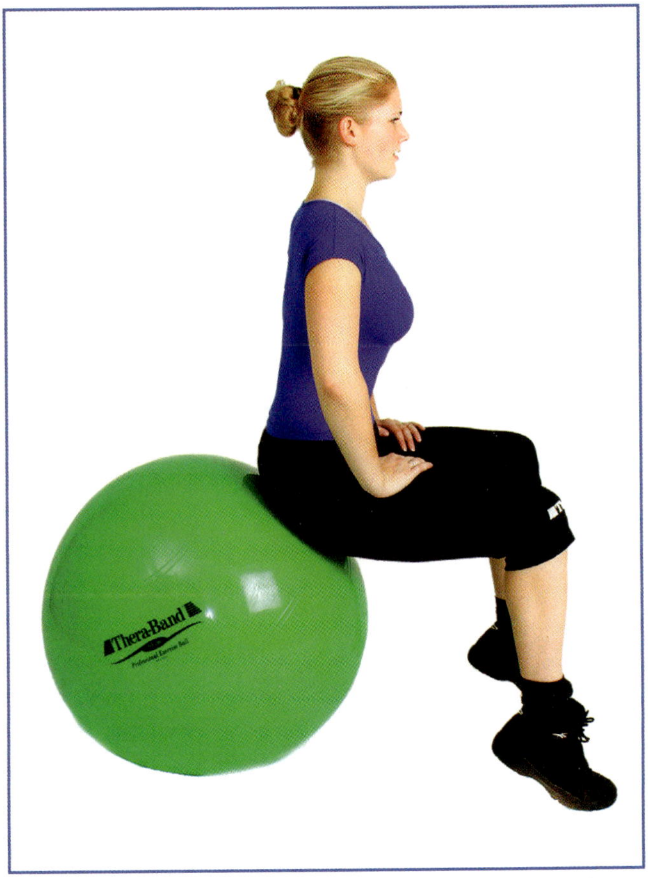

26 Feuerball

Beschreibung:
Aufrechter, aktiver Sitz auf dem Ball, die Wirbelsäule strecken, achsengerechte Fuß- und Beinstellung. Den Oberkörper durch Beugung im Hüftgelenk in die Vorlage bewegen und mit geradem Rücken das Gesäß gerade eben vom Ball lösen, aber weiterhin Ballkontakt halten. Diese Position halten. Die Arme schieben nach hinten unten.

Hinweis:
Beim Setzen darauf achten, dass der Ball nicht weggerollt ist.

Variation:
Mit den Armen verschiedene Variationen wie langes Armheben in die Diagonale durchführen.

Wirkungsweise:
Kräftigung der Kniestrecker, Stabilisation des Rumpfs, Schulung von Alltagsverhalten.

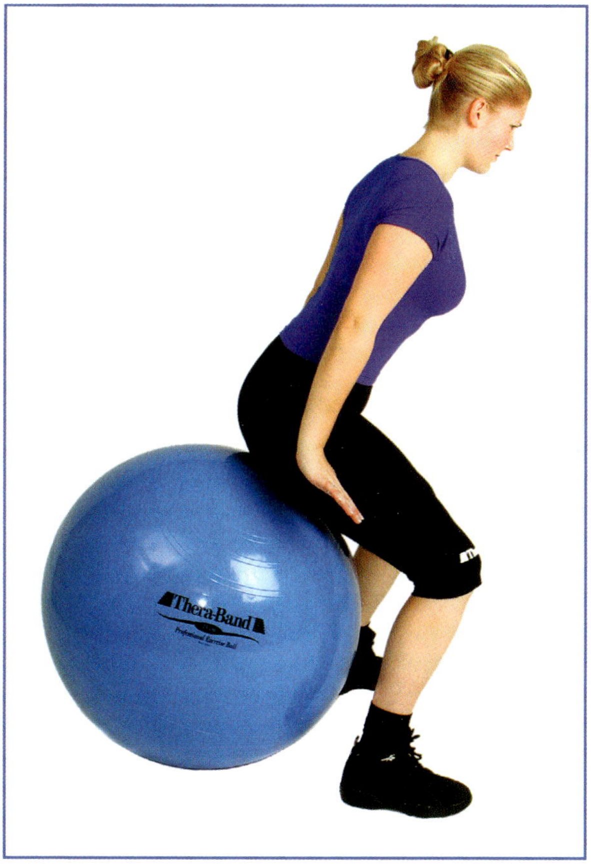

Fehler: Der Rücken ist rund.
Korrektur: Die Beckenkippung nach vorn verstärken, Schulterblätter nach hinten unten ziehen.
Fehler: Der Kopf hängt nach unten (Kinn fällt zur Brust).
Korrektur: Den Hals in Verlängerung der Wirbelsäule strecken.

PARTNERÜBUNG

27 Flamingo

Beschreibung:

Die Partner stehen sich frontal gegenüber, der Ball liegt zwischen ihnen. Beide stellen nebeneinander das rechte Bein mit dem ganzen Fuß auf den Ball. Das linke Bein ist leicht gebeugt und der linke Fuß ist nach außen gedreht und sucht mit der gesamten Sohle festen Stand. Der Oberkörper ist aufgerichtet und angespannt, der Blick geht geradeaus. Die Arme nach hinten unten führen.

a. Die Partner drücken gleichzeitig mit ihrem Bein in den Ball, diesen Druck halten, wieder entlasten. Fortlaufender Wechsel.
b. Die Partner ziehen gleichzeitig mit der Ferse den Ball zu sich, halten den Zug und schieben dann gleichzeitig den Ball von sich fort, halten dieses. Wechseln.

Variation:

Nur die Ferse oder der Fußballen setzt auf dem Ball auf.

Wirkungsweise:

Kräftigung der Kniebeuger und Kniestrecker, Kräftigung der Waden- und Schienbeinmuskulatur, Stabilisation des Rumpfs, Schulung des Gleichgewichts.

Fehler: Das Gleichgewicht geht häufig verloren.
Korrektur:
Zunächst nur wenig Kraft einsetzen, Körperspannung aufbauen.

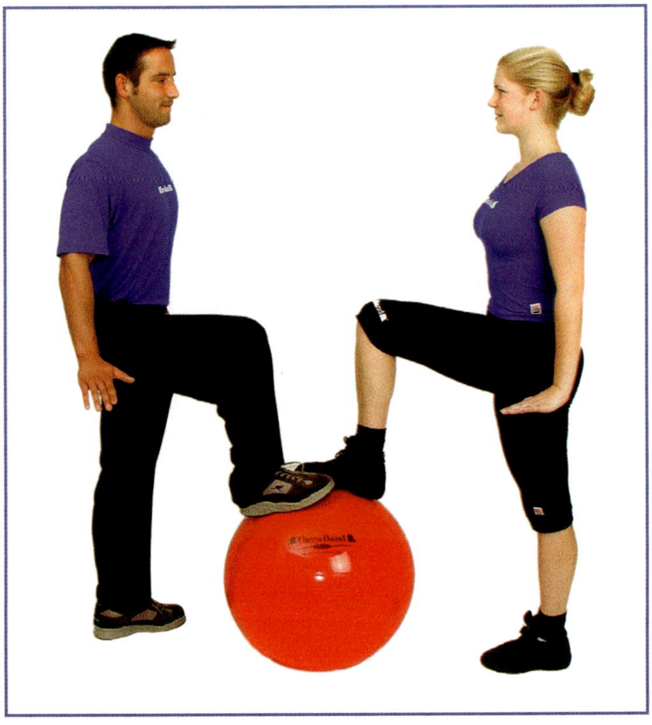

ÜBUNG IN DER GRUPPE

28 Fahrstuhl

Beschreibung:
Vier Partner stehen Rücken zu Rücken, zwischen ihren Rücken ist ein Ball eingeklemmt. Die Wirbelsäule ist bei jedem gestreckt, die Partner fassen sich an den Händen an. Die Füße stehen mit der gesamten Sohle auf dem Boden. Auf ein Kommando gehen alle langsam runter, stoppen, bewegen sich wieder etwas nach oben, stoppen usw. Jeder darf einmal pro Durchgang das Kommando übernehmen.

Hinweis:
Auch als Partnerübung durchführbar.

Wirkungsweise:
Kräftigung der Kniestrecker, Stabilisation des Rumpfs.

Fehler: Die Partner bewegen sich nicht gleichzeitig und gleichmäßig.
Korrektur: Auf das Kommando achten.
Fehler: Der Ball rutscht weg.
Korrektur: Spannung im gesamten Körper aufbauen, insbesondere die Bauch- und Gesäßmuskulatur anspannen.

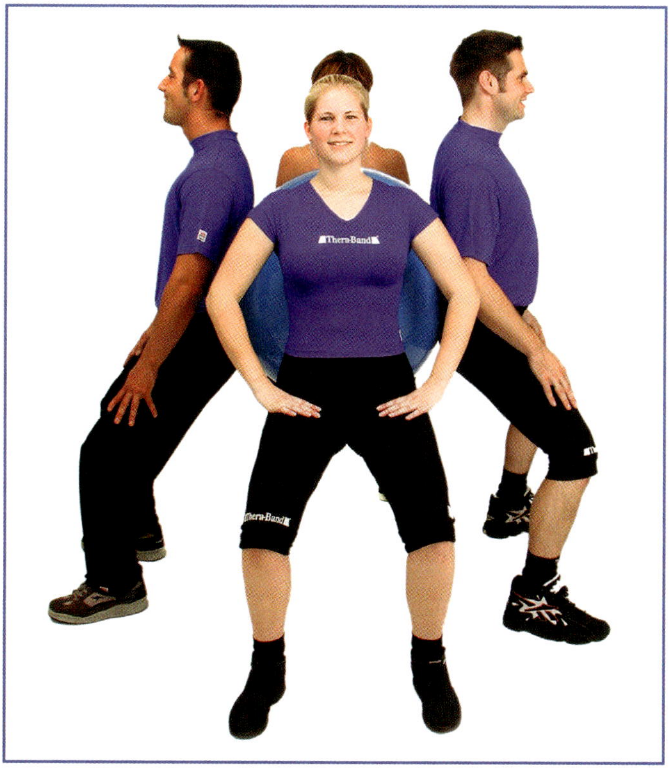

3.2 Der Lendenwirbelsäulen-Becken-Hüft-Bereich

Die Hüfte ist das zentrale Bewegungselement des Körpers. Ihre Stellung beeinflusst maßgeblich die Haltung und den Haltungsaufbau. Ungleichgewichte der zahlreichen Muskeln um die Hüfte führen zur Fehlstellung und Fehlbelastung.

Funktion der Muskeln und Muskelgruppen

Hüftbeuger (M. iliopsoas): Die Hauptbeugemuskeln der Hüfte werden durch die innere Hüftmuskulatur gebildet, die zwei Muskelstränge (Lenden- und Darmbeinmuskel) umfasst. Sie heben den Oberschenkel an.

Hüftstrecker und Schenkelabspreizer (M. glutaeus): Die Streckmuskeln der Hüfte werden vorwiegend von der großen, mittleren und kleinen Gesäßmuskulatur gebildet. Dabei bewirkt der große Gesäßmuskel *(M. glutaeus maximus)* als massigster Körpermuskel die Streckung der Hüfte und das Abheben des Beins nach hinten. Die anderen Muskeln *(M. glutaeus medius und minimus)* bewirken ein Abspreizen des Beins. Verlaufsbedingt sind diese Muskeln insgesamt auch an der Hüftdrehung beteiligt.

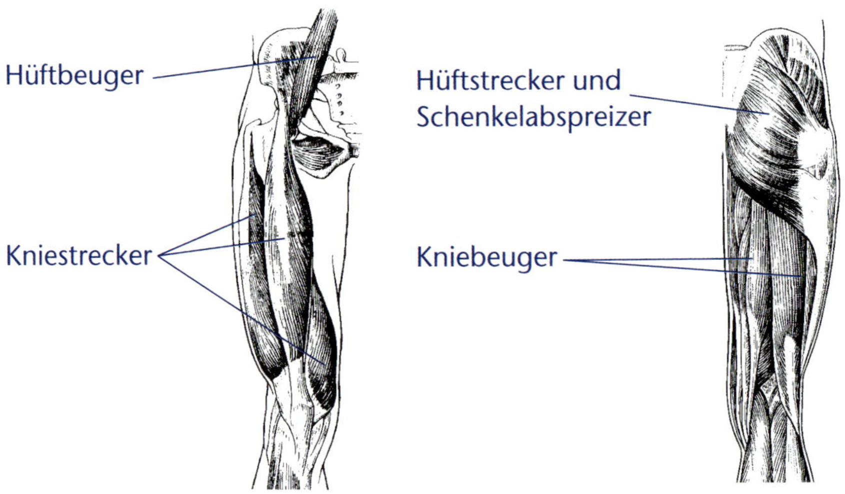

Abbildung 11: **Rechte Hüfte mit Oberschenkel; links: Muskeln von vorne, rechts: Muskeln von hinten (modifiziert nach Herzog, 1981)**

ÜBUNG ZUR DEHNUNG

29 Beinüberschlag in Rückenlage

Beschreibung:
Rückenlage, Arme seitlich neben dem Körper ablegen. Das rechte Bein liegt mit dem Unterschenkel auf dem Ball auf. Das linke Bein wird übergeschlagen.

Langsam mit dem rechten Bein den Ball zur Dehnung zum Rumpf heranrollen.

Wirkungsweise:
Dehnung der hüftstreckenden und beinabspreizenden Muskulatur.

Fehler: Der Ball liegt bereits dicht am Gesäß, das Bein wird gebeugt abgelegt.
Korrektur: Den Ball vom Körper wegrollen und das Bein zunächst wenig gebeugt auf dem Ball ablegen.

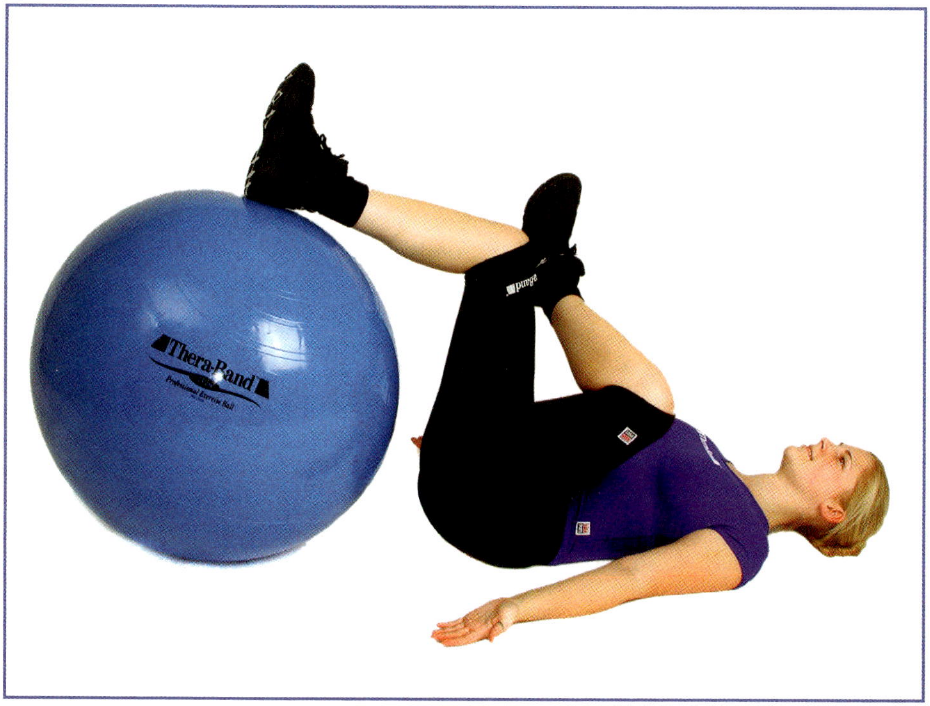

ÜBUNGEN ZUR KRÄFTIGUNG

30 Brücke

Beschreibung:
In Rückenlage die Unterschenkel auf den Ball legen und die Füße anziehen. Die Knie strecken, das Gesäß abheben und die Wirbelsäule Wirbel für Wirbel hochrollen, bis die Hüfte gestreckt ist. Arme drücken leicht vom Körper seitlich abgelegt in den Boden, Handflächen zeigen nach oben. Die gesamte Rumpfmuskulatur ist angespannt. Diese Position halten. Atmung!

Variation:
Veränderung der Auflage auf dem Ball. Liegt die Ferse auf dem Ball auf, wird die Übungsausführung erschwert, liegt das Knie oder der obere Anteil des Unterschenkels auf dem Ball auf, wird sie erleichtert.

Wirkungsweise:
Kräftigung der Hüftstrecker, Kräftigung der Kniebeuger, Verbesserung des Gleichgewichts.

Fehler: Zu starkes Hohlkreuz.
Korrektur: Bauchmuskulatur anspannen.
Fehler: Der Körper ist nicht gestreckt, er hängt durch.
Korrektur: Gesäßmuskulatur anspannen, die Knie als Ballauflage einsetzen.

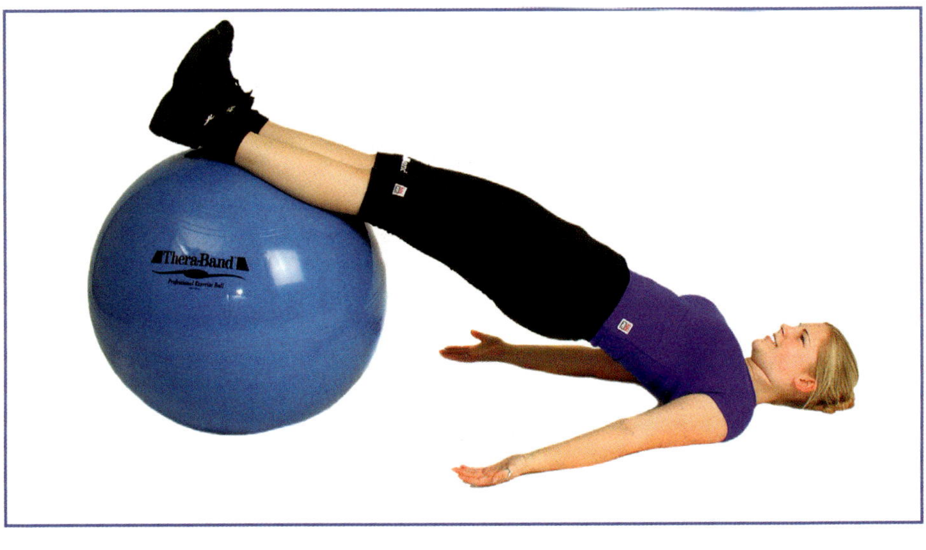

31 Ballerina

Beschreibung:
Ausgangsstellung wie in vorheriger Übung. Zusätzlich wird das linke Bein gestreckt abgehoben, während das rechte Bein weiterhin in den Ball drückt. Dann beugt das linke Bein, tippt mit der Ferse auf das rechte Knie, streckt sich wieder und wird auf dem Ball abgelegt. Beinwechsel. Zum Übungsende die Wirbelsäule langsam abrollen.

Variation:
Zusätzlich zum Bein den Gegenarm oder beide Arme senkrecht abheben.

Wirkungsweise:
Kräftigung der Hüftstrecker und der Kniebeuger, Stabilisierung des gesamten Lendenwirbelsäulen-Becken-Hüft-Bereichs, Schulung des Gleichgewichts.

Fehler: Verlust des Gleichgewichts.
Korrektur: Langsame Bewegungen der Arme und Beine, Körperspannung beim Abheben der Beine beibehalten.

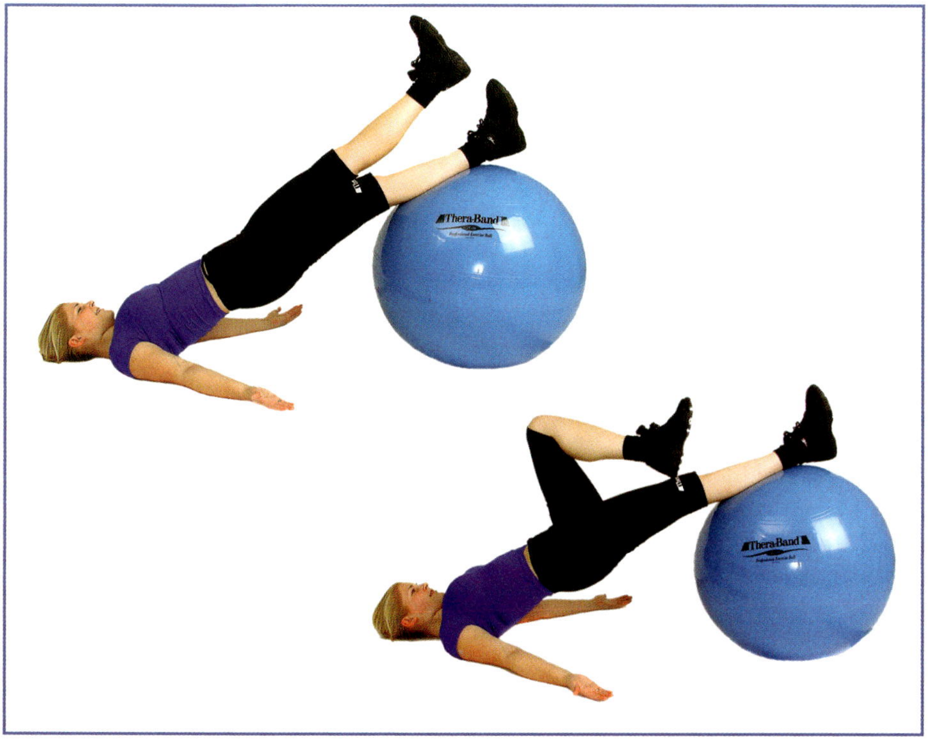

32 Beinbalance

Beschreibung:
Vom Sitz auf dem Ball aus in die Rückenlage rollen lassen, sodass der Schultergürtel als Auflagefläche auf dem Ball dient. Anspannung der Rumpf- und Gesäßmuskulatur, damit das Becken nicht absinkt. Das Knie im rechten Winkel halten.

Ein Bein vom Boden lösen.

Variation:
Das abgehobene Bein strecken, wenn das Gleichgewicht gehalten werden kann.

Wirkungsweise:
Kräftigung der Hüft- und Kniestrecker, Stabilisation des gesamten Lendenwirbelsäulen-Becken-Hüft-Bereichs.

Fehler: Das abgehobene Bein wird zu hoch gehalten, das Becken sinkt ab.
Korrektur: Beide Oberschenkel auf gleicher Höhe halten.

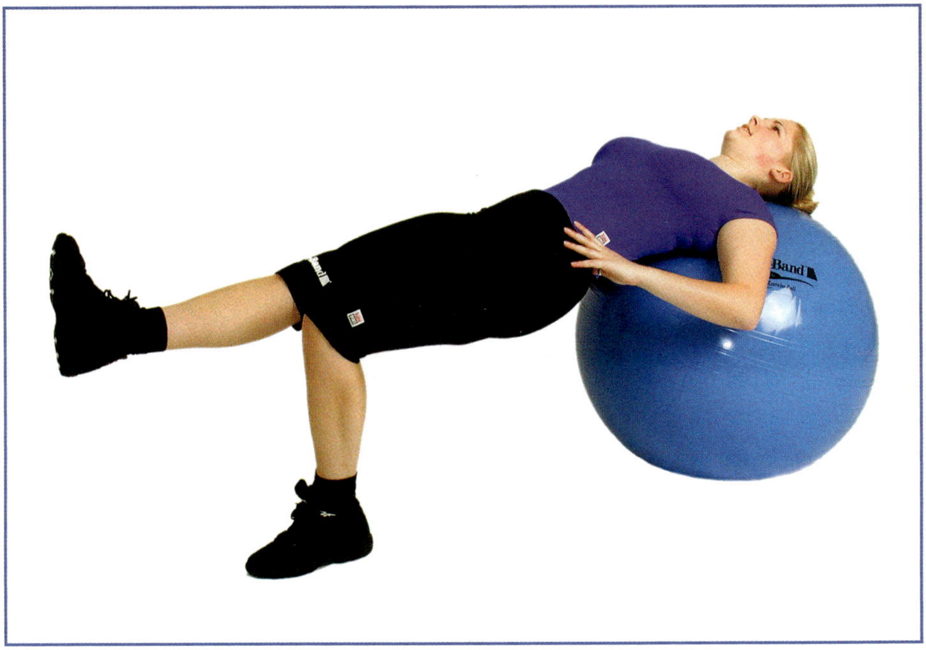

33 Klapptisch

Beschreibung:
Vom Sitz auf dem Ball aus in die Rückenlage rollen lassen, sodass der Schultergürtel als Auflagefläche auf dem Ball dient. Anspannung der Rumpf- und Gesäßmuskulatur, damit das Becken nicht absinkt. Die Knie werden im rechten Winkel gehalten, die Füße stehen ganzflächig auf dem Boden. Arme seitlich neben dem Körper halten, Kopf in Verlängerung der Wirbelsäule. Ein Bein strecken und waagerecht zum Boden halten, den Gegenarm nach hinten strecken. Halten.

Variation:
Zusätzliche Kreis- oder Schwungbewegungen mit dem gestreckten Bein und Arm. In den Zehenstand gehen.

Wirkungsweise:
Kräftigung der Hüft- und Kniestrecker, Stabilisation des gesamten Lendenwirbelsäulen-Becken-Hüft-Bereichs, Schulung des Gleichgewichts; zusätzlich: Kräftigung der Wadenmuskulatur.

Fehler: Kopf hängt in Überstreckung nach hinten herunter.
Korrektur: Hinterkopf weit herausschieben.
Fehler: Das Becken sinkt ab, der Körper ist nicht mehr gestreckt.
Korrektur: Spannung in der Gesäßmuskulatur aufbauen.

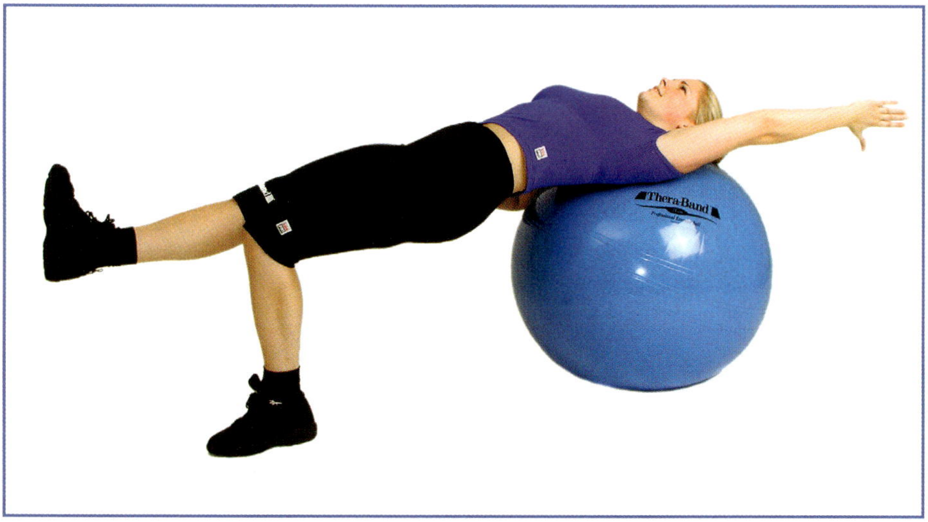

ÜBUNG ZUR BEWEGLICHKEIT

34 Zieh den Ball unter den Körper

Beschreibung:
Bauchlage auf dem Ball, Ganzkörperanspannung zur Streckung des gesamten Körpers. Mit den Händen so lange nach vorne gehen, bis die Knie auf den Ball kommen. Die Beine beugen, den Ball unter den Körper ziehen und auf die Fersen setzen. Anschließend die Beine wieder strecken und mit den Händen zurückgehen.

Variation:
Die Beine stärker nach links oder rechts unter den Körper ziehen.

Wirkungsweise:
Mobilisation der Wirbelsäule, Verbesserung des Gleichgewichts, Koordinationsschulung, Kräftigung der Arm- und Schultermuskulatur.

Fehler: Der Ball kann nicht vollständig unter den Körper gezogen werden.
Korrektur: Die Arme weiter nach vorn stellen, der Ball ist gegebenenfalls zu hoch (=> Ballhöhe überprüfen).
Fehler: Die Beine sind geschlossen, kein stabiles Gleichgewicht auf dem Ball.
Korrektur: Die Beine hüftbreit auseinander halten.

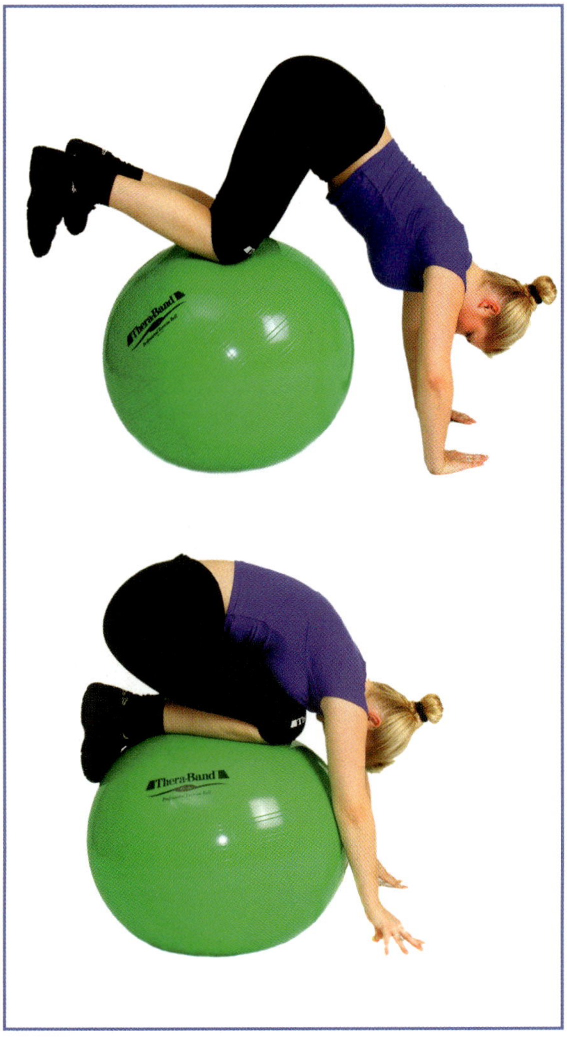

PARTNERÜBUNGEN

35 Rollende Brücke

Beschreibung:
P1 bildet in gestreckter Ganzkörperspannung eine Brücke. P2 steht in einer rückengerechten Beugestellung hinter dem Ball, das heißt, seine Fuß- und Beinposition ist achsengerecht, die Knie sind gebeugt und es erfolgt eine Vorneigung des stabilisierten, geraden Oberkörpers durch Beugung im Hüftgelenk.

P2 fasst den Ball seitlich an und rollt ihn leicht nach links und rechts. Allmählich das Bewegungsausmaß des Rollens erhöhen. P1 versucht, trotz der seitlichen Bewegungen des Balls, seine Körperposition unverändert zu stabilisieren.

Variation:
P1 löst die Arme vom Boden.

Wirkungsweise:
Kräftigung der Hüftstrecker und der Kniebeuger, Stabilisierung des gesamten Lendenwirbelsäulen-Becken-Hüft-Bereichs.

Fehler: Zu schnelles und weites Hin- und Herrollen des Balls von P2.
Korrektur: Auf die Reaktion von P1 achten, erst allmählich den Schwierigkeitsgrad erhöhen.

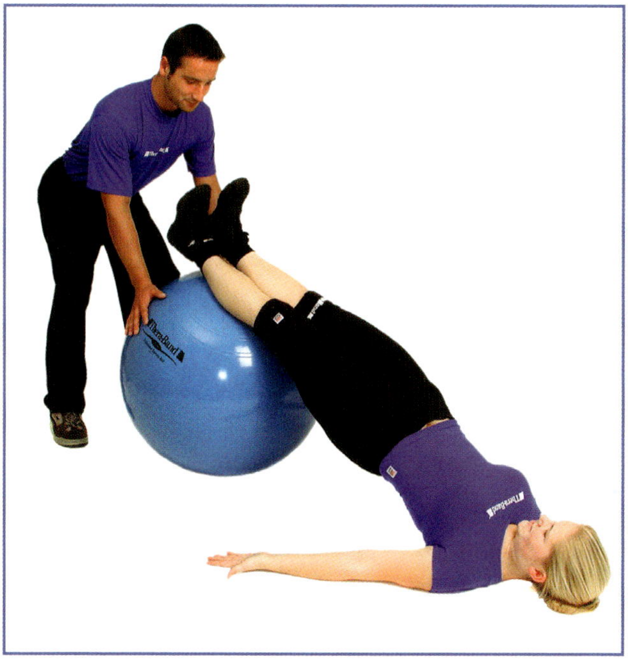

36 Werde steif wie ein Brett

Beschreibung:
P1 liegt in Bauchlage auf dem Ball, wobei etwa der Bauchbereich als Auflagefläche dient. P2 steht in einer rückengerechten Beugestellung hinter P1.

P1 hält die Beine gestreckt, drückt seine Füße gegen die Oberschenkel von P2, hält die Arme in gebeugter Stellung waagerecht zum Boden und versucht, das Gleichgewicht auf dem Ball zu finden.

P2 nimmt seine Arme in gebeugter Haltung nach oben.

Variation:
P2 hält P1 an seinen Knöcheln fest. P2 schiebt P1 auf dem Ball vor und zurück und verändert dadurch die Belastungsintensität.

Wirkungsweise:
Kräftigung der Hüftstrecker und der Kniebeuger, Kräftigung der Rückenmuskulatur, Stabilisierung des Lendenwirbelsäulen-Becken-Hüft-Bereichs, Gleichgewichtsverbesserung.

Fehler: Kopf, Schultergürtel, Arme sinken bei P1 nach unten ab.
Korrektur: Rumpf- und Rückenmuskulatur anspannen, Arme hoch- und Schulterblätter zusammenführen.
Fehler: Gebückte und runde Rückenstellung von P2 bei gestreckten Knien.
Korrektur: Beckenkippung nach vorn verstärken, Schultern nach hinten unten ziehen, Brustbereich öffnen, Knie beugen.

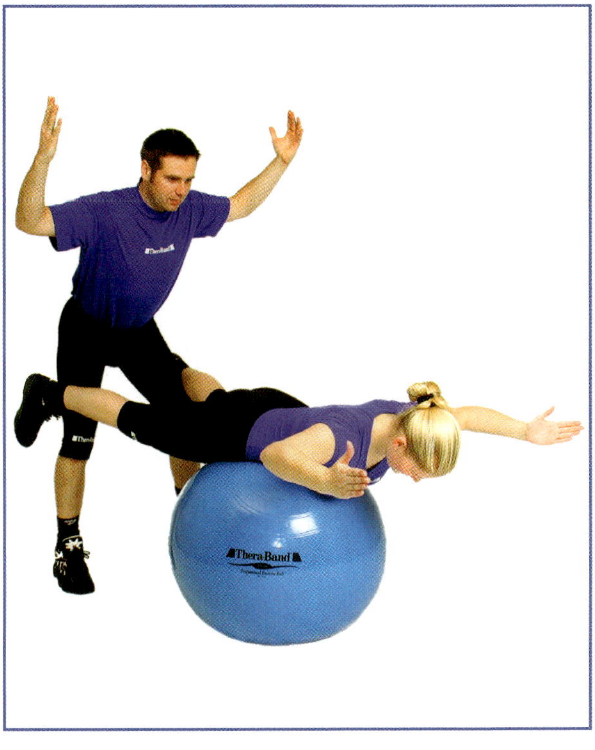

3.3 Der Bauchbereich

Die Bauchmuskulatur ist eine der zentralen Muskelgruppen des Körpers überhaupt. Sie schließt den Raum zwischen Brustkorb, Beckenrand und Lendenwirbelsäule. Dabei ist sie entscheidend am Haltungsaufbau und der Stabilisation der Wirbelsäule beteiligt und erfüllt insbesondere auch in Alltagssituationen wie beim Heben präventiv bedeutende Aufgaben.

Funktion der Muskeln und der Muskelgruppen

Die wesentlichen Aufgaben der Bauchmuskulatur sind der Schutz der inneren Organe, die Ermöglichung der Oberkörperbewegung gegen den Unterkörper in Form von Beugung, Seitneigung und Drehung sowie die Unterstützung der Atmung.

Gerader Bauchmuskel (M. rectus abdominis): Er verläuft von den Rippen und dem Schwertfortsatz des Brustbeins bis zum Schambein. Als Gegenpol zur Rückenstreckmuskulatur neigt er den Brustkorb nach vorne oder hebt das Becken an.

Quer verlaufende und schräge Bauchmuskulatur: Während der Quermuskel für die Einengung der Bauchhöhle und die Formung der Taille zuständig ist, bewirkt die schräge Bauchmuskulatur die Seitwärtsdrehung und Seitwärtsneigung des Rumpfs.

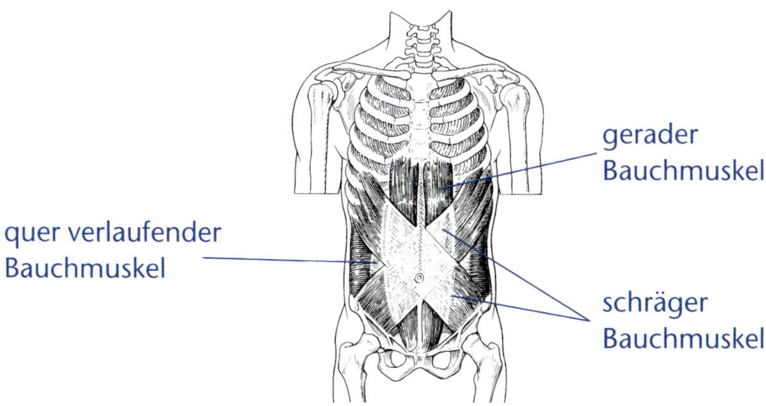

Abbildung 12: Der Rumpf von vorne; die Bauchmuskulatur (modifiziert nach Herzog, 1981)

ÜBUNG ZUR DEHNUNG

37 Bogenspannung

Beschreibung:
In Rückenlage auf den Ball legen, das gesamte Körpergewicht an den Ball abgeben, die muskuläre Anspannung so weit wie möglich reduzieren. Die Hände auf das Becken legen.

Leichte Rollbewegungen vor und zurück, nach links und rechts ausführen.

Variation:
Die Hände fassen ineinander und bilden eine Schüssel, in die der Kopf zur Entlastung der Nackenmuskulatur abgelegt werden kann.

Wirkungsweise:
Dehnung der Bauchmuskulatur, Dehnung der Brustmuskulatur, Verbesserung der Streckfähigkeit der Brustwirbelsäule, freie Atmung.

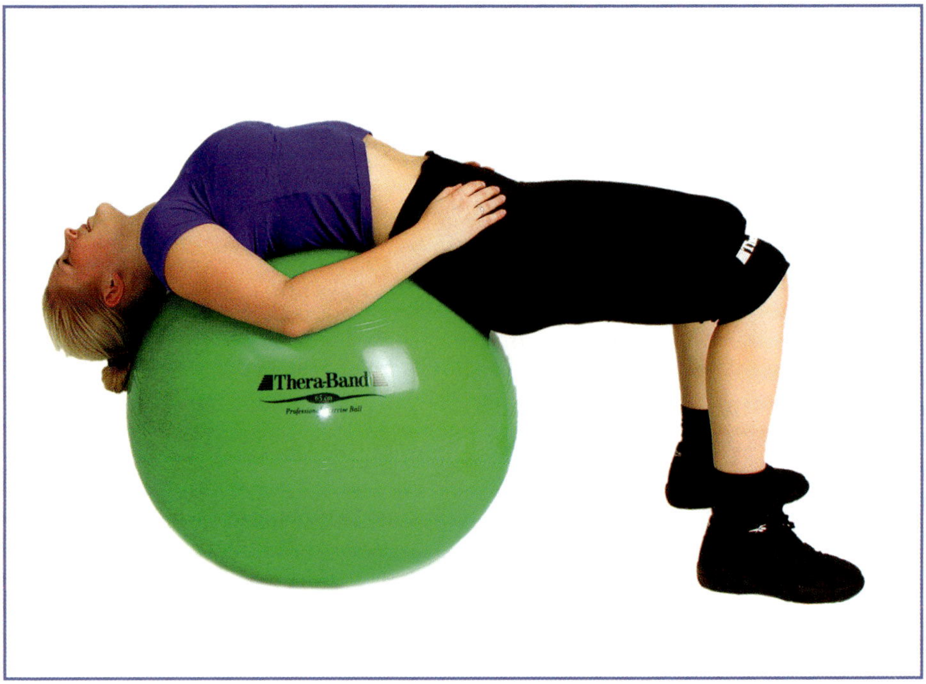

ÜBUNGEN ZUR KRÄFTIGUNG

38 Zerdrücke den Ball

Beschreibung:
In Rückenlage auf den Boden legen, die Beine mit angezogenen Fußspitzen auf dem Ball ablegen. Der Rücken hat vollständig Kontakt zum Boden.

Den Kopf und Schultergürtel leicht vom Boden abheben, die Hände von vorn gegen den Ball drücken. Es soll ein langer, konstanter Druck aufgebaut werden.

Variation:
Nur einarmig gegen den Ball drücken, den anderen Arm seitlich neben dem Körper in Spannung halten.

Wirkungsweise:
Kräftigung der Bauchmuskulatur.

Fehler: Die Lendenwirbelsäule verliert den Kontakt zum Boden.
Korrektur: Die Beckenkippung nach hinten unten verstärken.

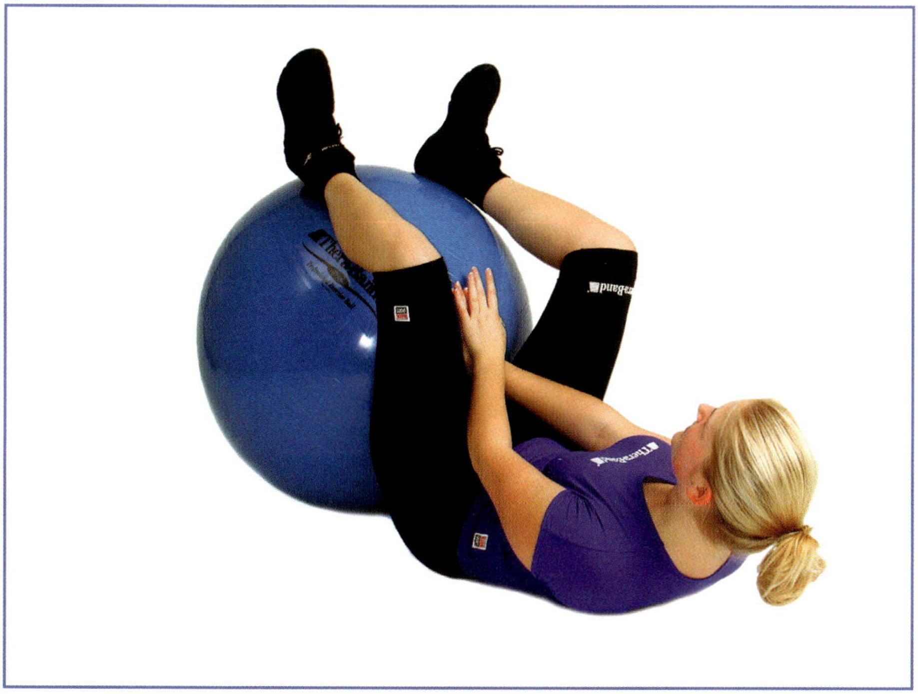

39 Rutschiger Ball

Beschreibung:
Rückenlage auf dem Boden mit festem Bodenkontakt der Lendenwirbelsäule. Die Beine sind angewinkelt und die Fußspitzen angezogen.

Den Ball vom Rumpf über die Oberschenkel bis zu den Knien hochrollen. Dabei den Kopf und die Schulterblätter abheben. Auch beim Zurückrollen den Kopf und die Schultern abgehoben halten.

Variation:
Paarweise den Ball überreichen.

Wirkungsweise:
Kräftigung der Bauchmuskulatur.

Fehler: Das Kinn zieht gegen die Brust.
Korrektur: Die Halswirbelsäule gestreckt in Verlängerung der Wirbelsäule halten.

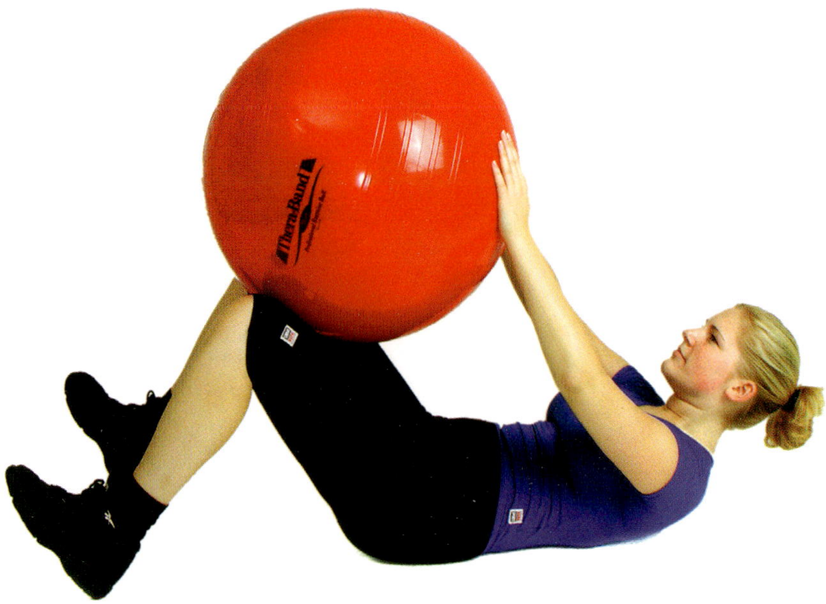

40 Luftiger Ball

Beschreibung:
In Rückenlage auf den Boden legen, die Beine im rechten Winkel beugen und vom Boden abheben, Fußspitzen anziehen. Der Rücken hat vollständigen Kontakt zum Boden. Den Ball zwischen den Unterschenkeln und Füßen einklemmen.

Den in die Hände gelegten Kopf mit dem Schultergürtel leicht vom Boden abheben. Die Ellbogen schieben nach außen. Die Beine sowohl nach oben als auch nach vorne langsam strecken und beugen. Dabei darf die Lendenwirbelsäule den Bodenkontakt nicht verlieren.

Variation:
Den Ball ruhig halten ohne Beuge- und Streckbewegung der Beine. Zusätzlich kann die Armhaltung verändert werden.

Wirkungsweise:
Kräftigung der Bauchmuskulatur.

Fehler: Die Lendenwirbelsäule löst sich vom Boden.
Korrektur: Die Beine nur mäßig strecken, Beckenkippung nach hinten unten verstärken.

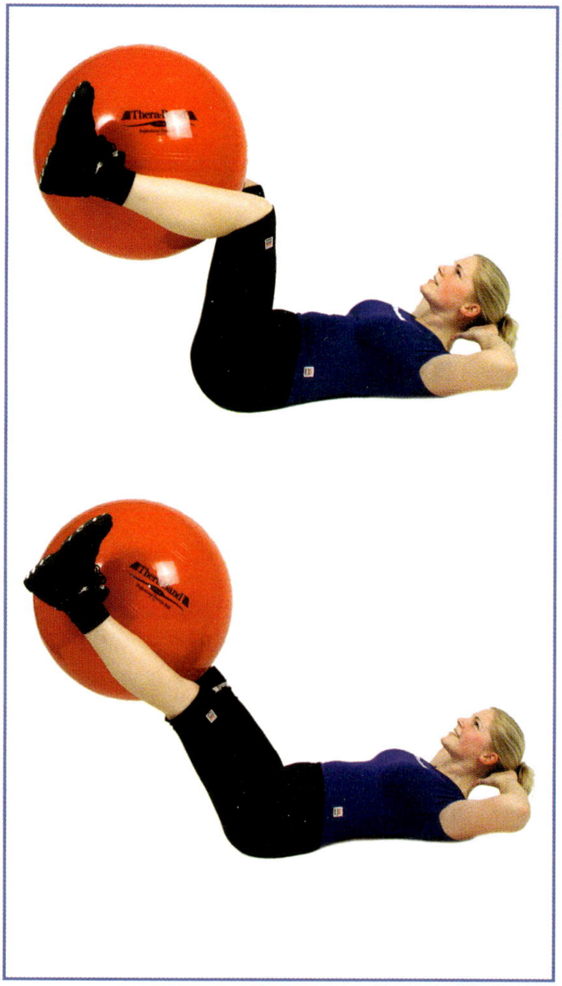

41 Gewichtiger Ball

Beschreibung:
In Rückenlage auf den Boden legen, die Beine anstellen, Fußspitzen anziehen und die Fersen in den Boden drücken. Die Lendenwirbelsäule liegt am Boden auf. Die Arme gestreckt hinter dem Kopf ablegen und zwischen den Händen den Ball halten.

Die gestreckten Arme mit Ball, den Kopf und den Schultergürtel abheben. Halten.

Wirkungsweise:
Kräftigung der Bauchmuskulatur.

Fehler: Kinn zieht zur Brust.
Korrektur: Hals länger lassen, Blick schräg nach vorn oben richten.

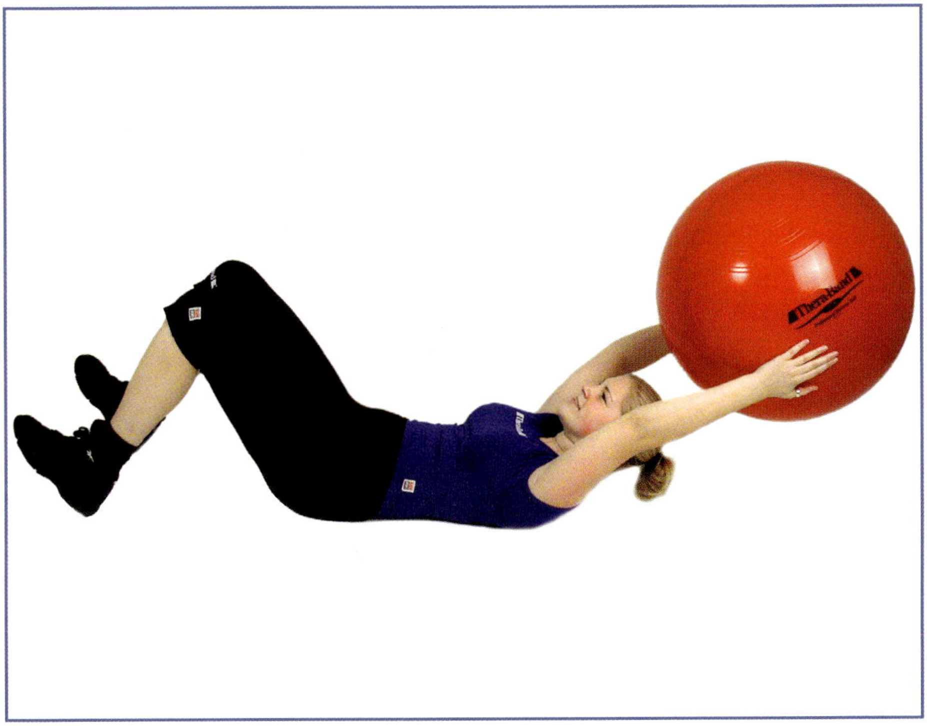

42 Fliegender Ball

Beschreibung:
In Rückenlage auf den Boden legen, Beine im rechten Winkel beugen und abheben, Fußspitzen anziehen. Die Lendenwirbelsäule hat Kontakt zum Boden. Den Ball zwischen den Füßen halten. Nun Kopf und Schultergürtel abheben, Arme seitlich halten.

Den Ball mit den Füßen hochwerfen und mit den Händen wieder auffangen. Nun mit den Händen hochwerfen und mit den Füßen auffangen. Ständiger Ballwechsel. Beine, Arme, Kopf und Schultern bleiben stets abgehoben.

Variation:
Nach dem Auffangen den Ball kurz auf dem Boden auftippen.

Wirkungsweise:
Kräftigung der Bauchmuskulatur, Schulung der Koordination.

Fehler: Der Ball wird nicht gefangen.
Korrektur: Zunächst den Ball lediglich übergeben, dann nur mit den Füßen hochwerfen und mit den Händen fangen (kleine, niedrige Flugkurve).

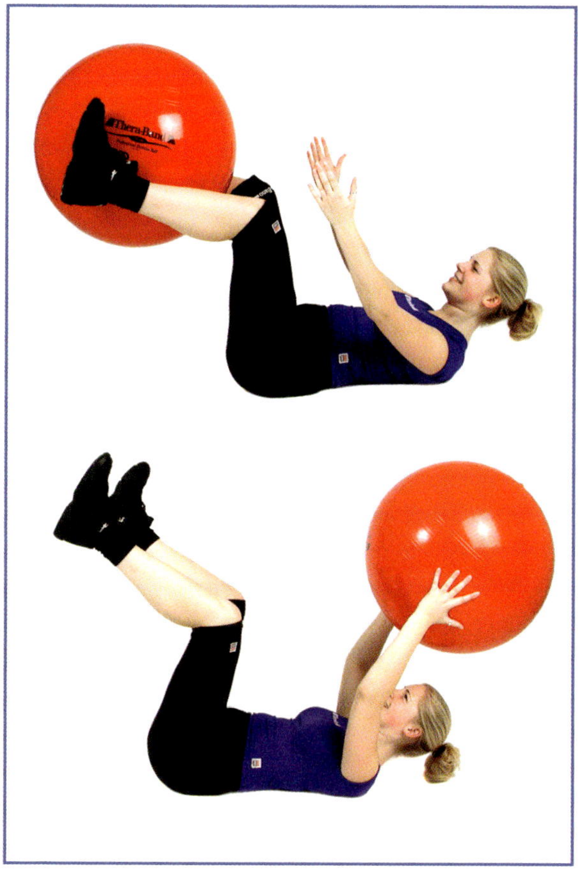

PARTNERÜBUNG

43 Globus

Beschreibung:
Die Partner liegen sich in Rückenlage gegenüber, die Beine sind jeweils angestellt, die Lendenwirbelsäule berührt den Boden. Zwischen ihren Füßen liegt ein Ball. Beide drücken gemeinsam mit ihren Füßen gegen den Ball, gemeinsam heben sie den Ball so weit ab, bis ihre Unterschenkel waagerecht zum Boden sind. Kopf, Schultergürtel und Arme gestreckt vom Boden abheben.

Beide drehen den Ball in der Luft, zum Beispiel in Längs- oder Querrichtung.

Wirkungsweise:
Kräftigung der Bauchmuskulatur, Koordinationsverbesserung.

Fehler: Der Ball kann nicht hochgehalten und gedreht werden.
Korrektur: Langsame Bewegungen bestreiten, die in Absprache mit dem Partner erfolgen, die Füße nacheinander versetzen.

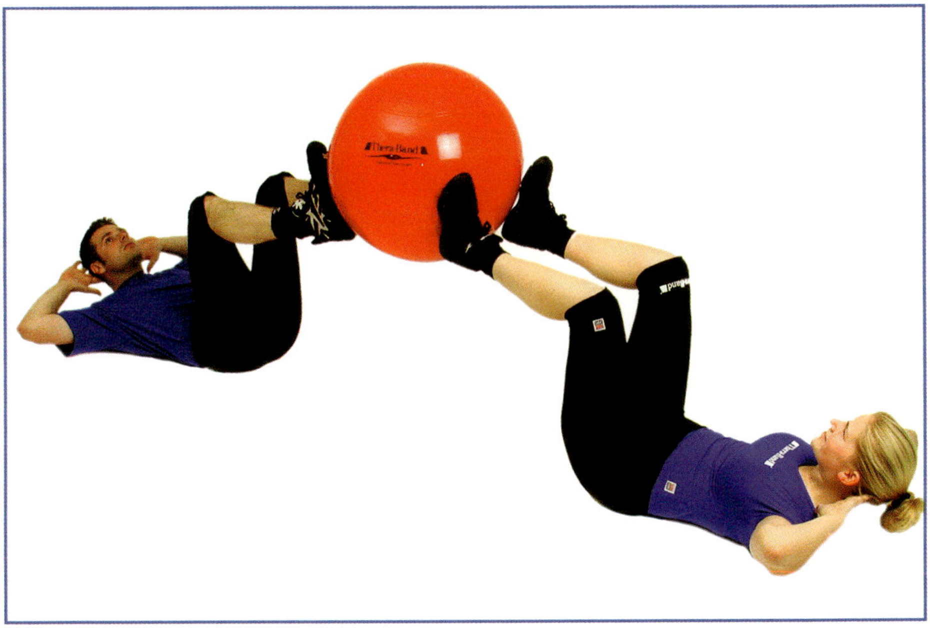

ÜBUNG IN DER GRUPPE

44 Hau den Ball!

Beschreibung:
Kreisformation, Blickrichtung zum Kreismittelpunkt. In Rückenlage die Beine anstellen, den Ball zwischen den Füßen einklemmen und die gebeugten Beine vom Boden abheben. Oberkörpergrundspannung einnehmen und mit den Händen ausdauernd auf den Ball trommeln (*Hau den Ball!*). Die Lendenwirbelsäule bleibt vollständig am Boden, der Blick richtet sich schräg nach vorne oben.

Variation:
Beine mit Ball gestreckt senkrecht zum Boden halten; Fersen halten bei angestellten Beinen intensiv Bodenkontakt.

Wirkungsweise:
Kräftigung der Bauchmuskulatur.

Fehler: Kinn geht zur Brust.
Korrektur: Hals lang nach hinten herausstrecken, zur Decke schauen.
Fehler: Lendenwirbelsäule verliert Bodenkontakt.
Korrektur: Nur mit Kopf und Schultergürtel abheben, mit den Händen die Auflage der Lendenwirbelsäule am Boden kontrollieren.

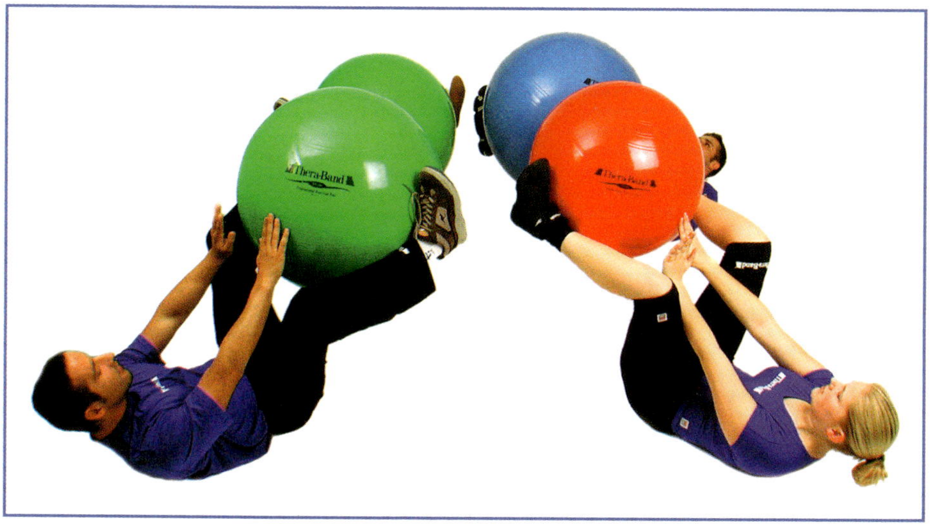

3.4 Der Rückenbereich

Als Gegenspieler zur Bauchmuskulatur ist die Muskulatur des Rückens für die Aufrichtung und die Stabilisation der Wirbelsäule verantwortlich. Bei unzureichender Leistungsfähigkeit der Rückenmuskulatur (in Verbindung mit der Bauchmuskulatur) können sich Fehlhaltungen ausbilden, die dann eine große Belastung für den passiven Bewegungsapparat darstellen und sich zu einseitigen Belastungs- oder Abnutzungserscheinungen ausweiten können.

Funktion der Muskeln und der Muskelgruppen

Rückenstrecker (M. erector trunci): Diese kräftige Muskelmasse verläuft vom Becken bis zum Hinterhaupt in zwei Strängen links und rechts der Wirbelsäule. Er richtet die Wirbelsäule auf und ist darüber hinaus auch an der Seitwärtsneigung des Rückens, der Längsdrehung und Beugung nach hinten beteiligt.

Extremitätenmuskeln des Rückens

Kapuzenmuskel (M. trapezius): Die großflächigen Muskeln liegen im Nackenbereich und in der oberen Rückenhälfte. Sie können sowohl die Schultern anheben als auch die Schulterblätter auf den Rücken ziehen und sie einander näher bringen.

Breiter Rückenmuskel (M. latissimus dorsi): Als breitflächigster Muskel bedeckt er den unteren Rücken. Er zieht den erhobenen Arm abwärts und wirkt als Halter und Stabilisator des Rumpfs.

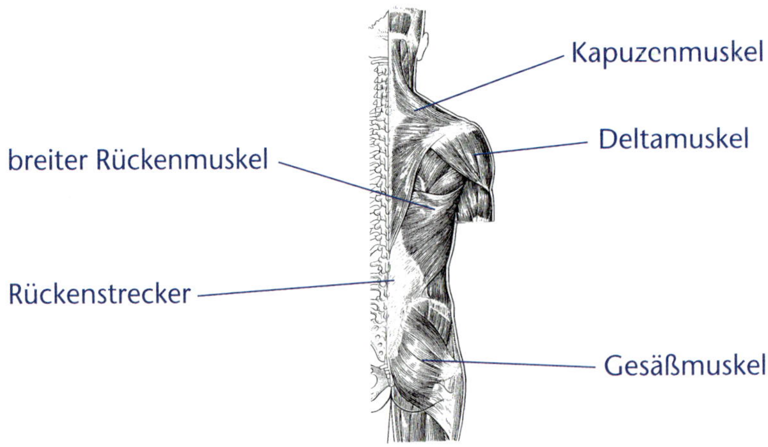

Abbildung 13: **Der Rumpf von hinten; die Rückenmuskulatur (modifiziert nach Herzog, 1981)**

ÜBUNG ZUR DEHNUNG

45 Ballumarmung

Beschreibung:
Aus dem aufrechten Stand den Ball vor dem Körper mit den Händen seitlich fassen.

Den Ball beim Ausatmen langsam weit nach vorne schieben. Dabei ziehen die Ellbogen nach außen und die Brustwirbelsäule wird gerundet.

Hinweis:
Nach der Übung die Schultern durch Armpendelbewegungen lockern.

Wirkungsweise:
Dehnung der Hals- und Brustwirbelsäule sowie der Schulterblattfixatoren.

Fehler: Die Schultern werden hochgezogen.
Korrektur: Die Schultern bewusst beim Ausatmen nach hinten unten schieben.

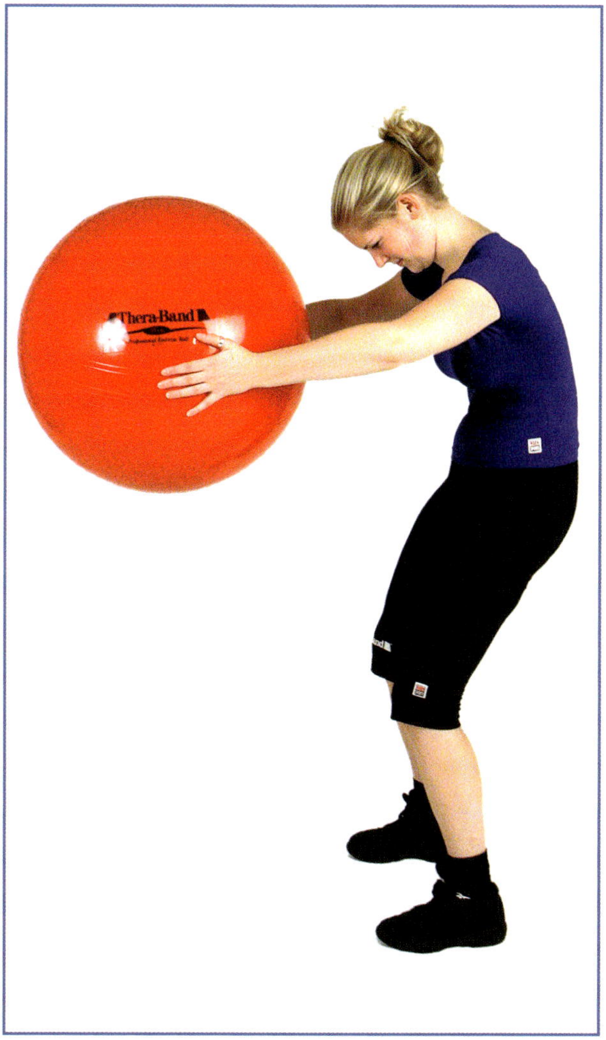

ÜBUNGEN ZUR KRÄFTIGUNG

46 Kopfbalance

Beschreibung:
Im aufrechten Stand den Ball auf den Kopf legen und nun gegebenenfalls zunächst mit den Händen seitlich halten.

Durch den Raum gehen und immer mehr den Ball auf dem Kopf ausbalancieren.

Variation:
Wer schafft es am längsten, den Ball zu balancieren? Im Hindernisparcours umhergehen.

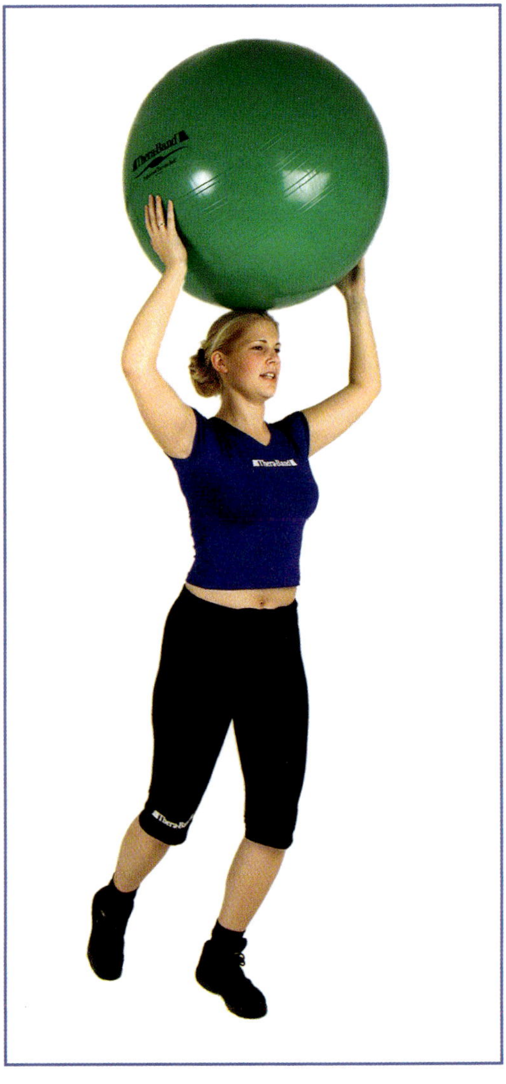

Wirkungsweise:
Kräftigung der Rückenstreckmuskulatur sowie der gesamten aufrichtenden Muskulatur.

Fehler: Die Wirbelsäule fällt in sich zusammen.
Korrektur: Die Wirbelsäule strecken und den Schultergürtel unten halten, während die Halswirbelsäule mit dem Hinterkopf nach oben schiebt.

47 Ballübergabe

Beschreibung:
Im aufrechten Stand die Arme und Hände seitlich nach außen nehmen, die Handflächen zeigen nach oben. In eine Hand den Ball legen. Das Becken und den Rumpf stabilisieren.

Die Hände von außen zur Mitte hin bewegen und dort den Ball von einer zur anderen Hand übergeben.

Variation:
Als Partner- oder Gruppenübung mit wechselnder Ballübergabe.

Wirkungsweise:
Kräftigung der Rückenstreckmuskulatur sowie der Muskulatur des Schultergürtels.

Fehler: Der Rumpf schwingt mit.
Korrektur: Bauch- und Gesäßmuskeln anspannen. Nur die Arme bewegen sich.

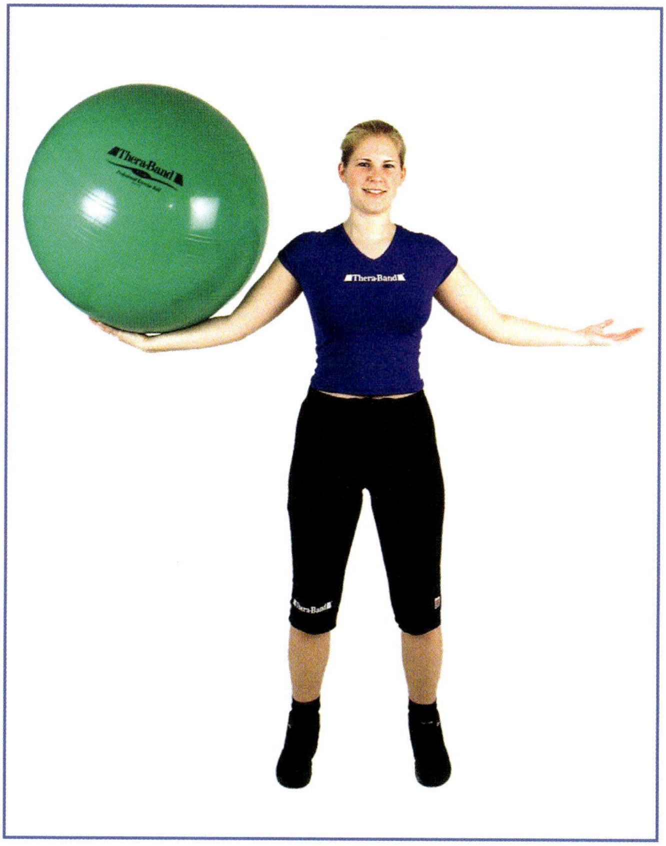

48 Alle Viere

Beschreibung:
In Bauchlage über den Ball legen und die Arme und Beine weit nach außen vom Körpermittelpunkt wegschieben. Ruhig auf dem Ball liegen.

Ohne dass der Ball zu wackeln beginnt, einen Arm vom Boden lösen und ihn bis zur Waagerechten abheben. Wackelt der Ball, den Arm wieder am Boden aufsetzen und erneut konzentriert und ruhig stabilisieren.

Hinweis:
Motivation zur Übung: Der Ball wackelt nicht!

Variation:
Ein Bein oder ein Bein mit einem Arm gleichzeitig wechselweise vom Boden abheben.

Wirkungsweise:
Kräftigung der Rückenstreckermuskulatur und der Schultermuskulatur, Ganzkörperstabilisation.

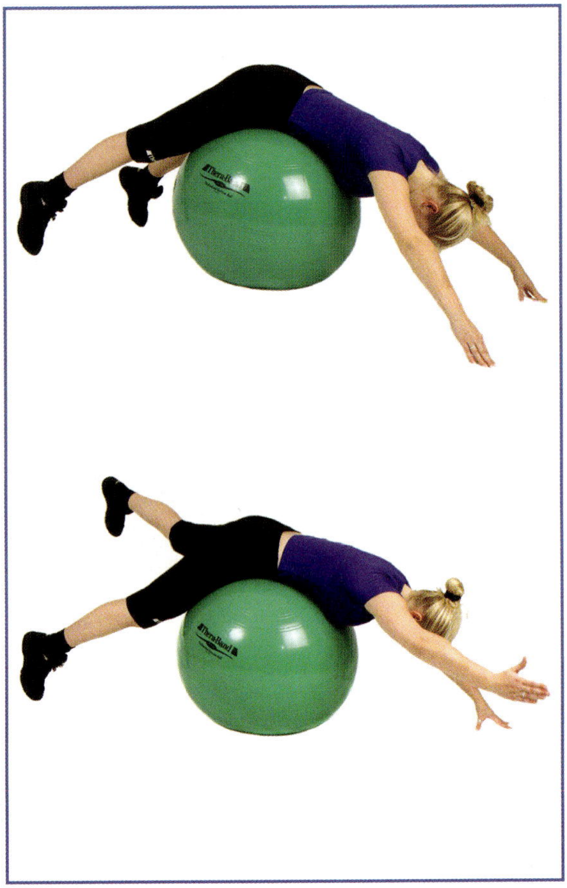

Fehler: Das nötige Gleichgewicht fehlt, der Ball wackelt.
Korrektur: Die Körperhaltung variieren und erproben, in welcher Lage der Körper am stabilsten gehalten werden kann.

49 Fallschirmspringer

Beschreibung:
Bauchlage auf dem Ball, wobei Knie- und Hüftgelenk rechtwinklig gebeugt sind. Die Oberschenkel sind senkrecht und berühren, je nach Intensitätsgrad der Ausführung, den Ball oder nicht. Die Halswirbelsäule ist gestreckt, der Blick ist auf den Boden gerichtet.

Die Arme werden in Verlängerung der Körperseitlinie waagerecht zum Boden gestreckt. Atmung!

Variation:
Die Armhaltung verändern, die Körperauflage auf dem Ball verändern.

Wirkungsweise:
Kräftigung der Rückenstreckermuskulatur und der Schultermuskulatur.

Fehler: **Falsche Kopfhaltung: Der Kopf überstreckt oder fällt nach unten.**
Korrektur: **Vorstellung: Der Hinterkopf strebt weit nach vorne, die Wirbel werden auseinander gezogen.**

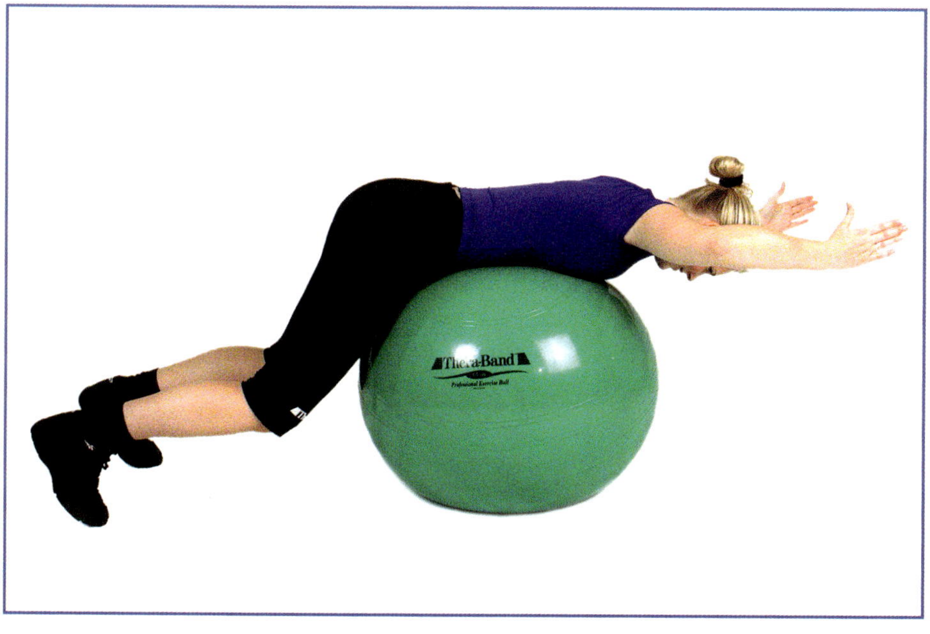

50 Prellen im Kniestand

Beschreibung:
Kniestand mit hüftbreiter Kniestellung, aufrechte Körperhaltung, die Schulterblätter sind nach hinten unten fixiert, der Kopf in Verlängerung der Wirbelsäule. Die Arme sind vor dem Körper gestreckt, die Hände fassen den Ball seitlich an. Nun wird der Ball fallen gelassen, es kommt zu einer leichten und rhythmischen Prellbewegung des Balls, unterstützt durch eine Ganzkörperbewegung in Beugung und Streckung der Knie- und Hüftgelenke. Der Oberkörper bleibt stabilisiert. Fortlaufende Bewegung.

Hinweis:
Gegebenenfalls unter die Knie ein flaches Kissen unterlegen.

Variation:
Prellbewegung verstärken, Frequenz erhöhen, abwechselnd prellen.

Wirkungsweise:
Kraftschulung der Rückenmuskulatur und der Schulterblattmuskulatur, Koordinationsschulung, Schulung von rückengerechter Alltagsbewegung.

Fehler: Körperbewegung und Ballprellen passen nicht zusammen.
Korrektur: Nach jedem Prellen den Ball wieder auffangen und die Bewegung erneut beginnen, erst später fortlaufend prellen.
Fehler: Der Rücken zeigt eine gebückte, runde Form.
Korrektur: Die Schulterblätter nach hinten unten ziehen und nach innen zusammenführen, Bauch- und Gesäßmuskulatur leicht anspannen.

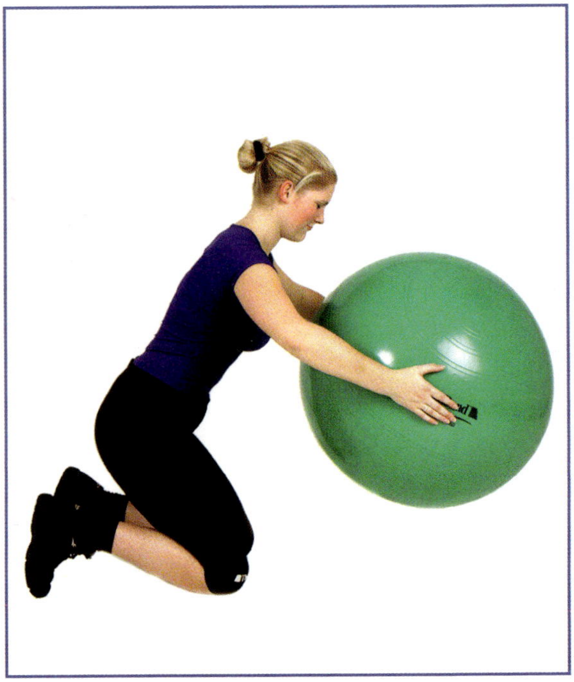

51 Ballstemmen

Beschreibung:
Aufrechter Stand, der Ball liegt dicht vor dem Körper. Einnehmen der Beugestellung: Schulterbreiter, fester Stand, Füße zeigen leicht nach außen, körperachsengerechtes Beugen der Knie, Beugung der Hüfte, Beckenkippung, Brustkorbhebung, Halswirbelsäulenstreckung, den Ball mit leicht gebeugten Armen seitlich fassen.

In dieser Körperposition verharren, während der Ball bis in Kopfhöhe hochgehoben wird. Halten. Anschließend den Ball wieder ablegen und zum aufrechten Stand zurückkommen.

Variation:
Im höchsten Punkt der Bewegung die Beugestellung auflösen, den Körper strecken und in den Fußballenstand gehen.

Wirkungsweise:
Kräftigung der Rückenstrecker- und der Schultermuskulatur, Kräftigung der Kniestrecker, Verbesserung von Alltagsbewegungen.

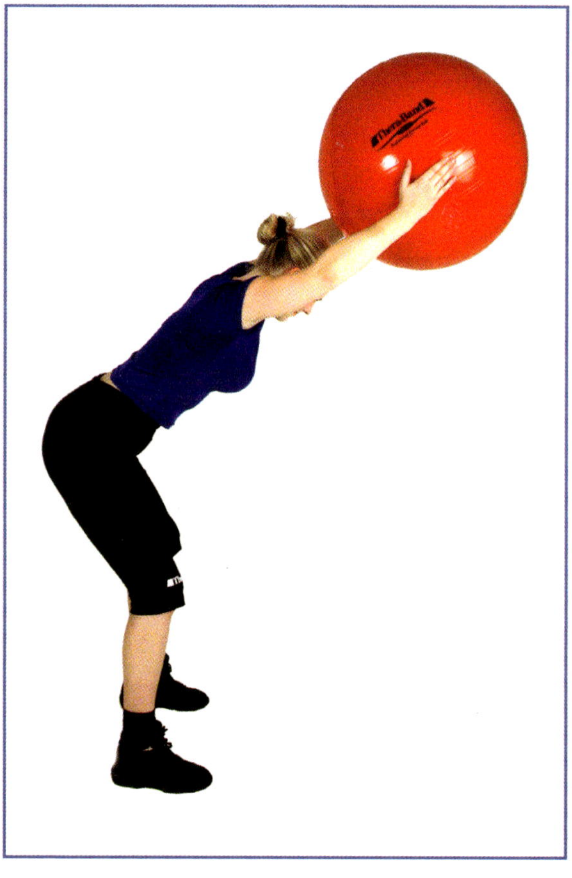

Fehler: Gestreckte Knie.
Korrektur: Die Knie beugen und darauf achten, dass Hüft-, Knie- und Sprunggelenk in einer Ebene sind, das heißt, die Knie drehen nicht nach außen/innen weg.
Fehler: Runder Rücken.
Korrektur: Die Beckenkippung nach vorne verstärken, Oberkörper aufrecht fixieren.

52 Drachenflug

Beschreibung:
In Bauchlage bei gestreckter Körperposition auf den Ball legen. Die Beine sind gestreckt, die Füße haben Bodenkontakt, der Rücken ist aufgespannt, der Schultergürtel ist fixiert.

Die Arme üben leicht gebeugt mit den Handrücken nach unten Druck gegen das obere Gesäß (Kreuzbein) aus. Die Ellbogen ziehen nach außen oben. Halten.

Variation:
Armhaltungen verändern: Brustschwimmen, Boxen; Beugen/Strecken, seitlich Halbkreise beschreiben.

Wirkungsweise:
Kraftschulung der Rückenstreckermuskulatur, Verbesserung des Gleichgewichts.

Fehler: Der Körper ist nicht vollständig gestreckt (Hüftknick).
Korrektur: Die Körperauflage verändern, Schulterblätter nach innen zusammenführen, Druck mit den Händen erhöhen.

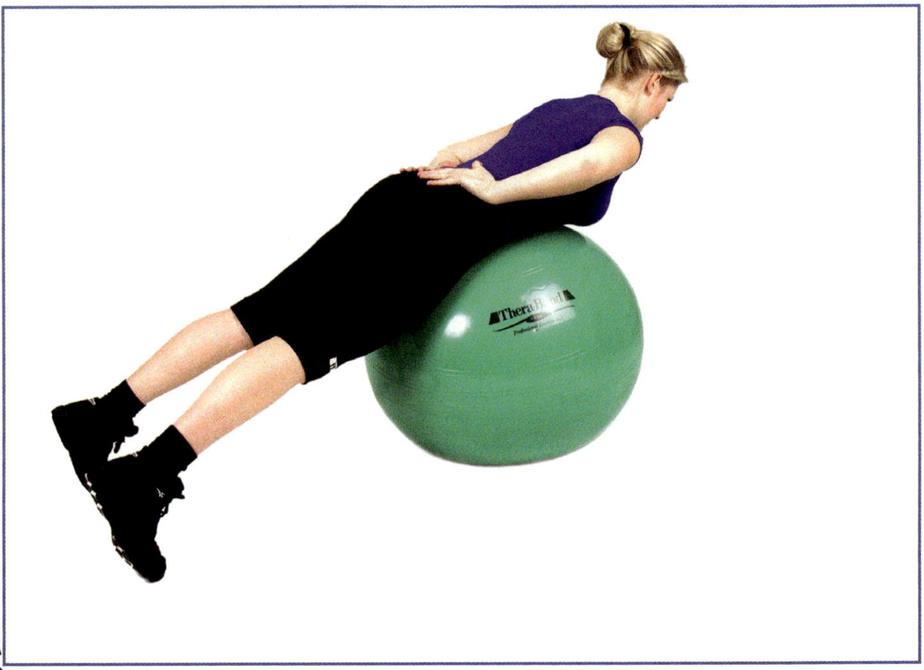

53 Langer Flug

Beschreibung:
In Bauchlage bei gestreckter Körperposition auf den Ball legen. Die Beine sind gestreckt, die Füße haben Bodenkontakt, der Rücken ist aufgespannt, der Schultergürtel ist fixiert.

Ein Arm mit den Handrücken nach unten gegen das obere Gesäß drücken, den anderen in Verlängerung der Körperseitlinie nach oben vorne schieben. Halten. Seitenwechsel.

Variation:
Armhaltungen verändern. Leichte seitliche Drehung in Körperlängsachse hinzunehmen.

Wirkungsweise:
Kraftschulung der Rückenstreckermuskulatur, Verbesserung des Gleichgewichts.

Fehler: Der Körper ist nicht vollständig gestreckt (Hüftknick).
Korrektur: Die Körperauflage verändern, Schulterblätter nach innen zusammenführen.

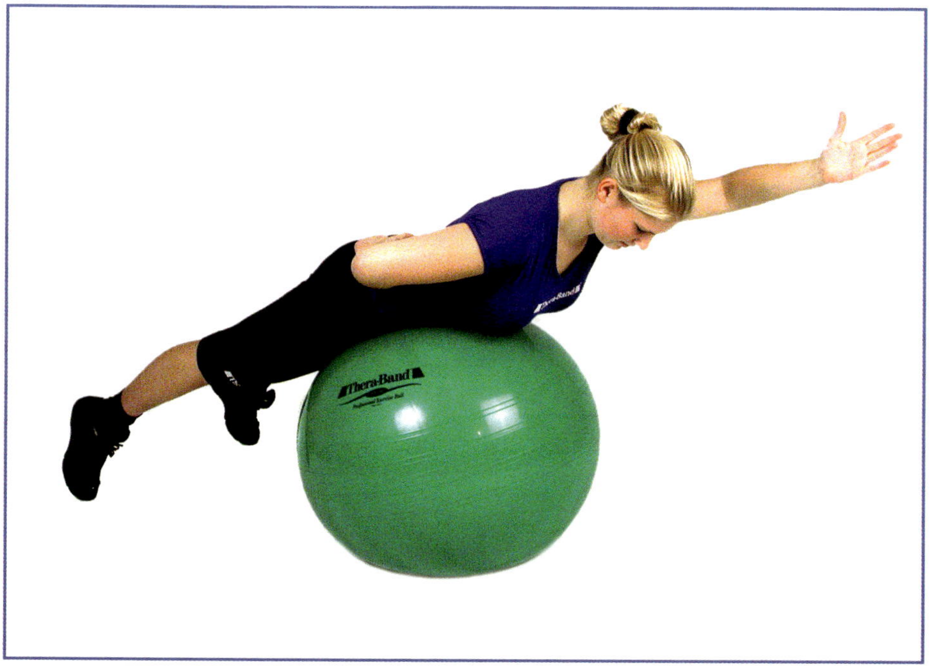

ÜBUNG ZUR BEWEGLICHKEIT

54 Körperumkreisen

Beschreibung:
Aufrechter Sitz am Boden bei verschränkter Beinhaltung.
Der Ball soll möglichst dicht um den Körper herumgerollt werden.

Hinweis:
Ist keine aufrechte Sitzposition am Boden möglich, sollte man eine Erhöhung (Sitzkeil, Kissen) zum Sitz verwenden, damit die Beckenkippung und eine aufrechte Oberkörperhaltung erreicht wird.

Variation:
Im aufrechten Stand den Ball um die eigene Taille rollen.

Wirkungsweise:
Mobilisation der Wirbelsäule und der Schultergelenke, Verbesserung der Streckfähigkeit der Wirbelsäule, Schulung der Koordination.

Fehler: Der Rücken ist nicht aufgerichtet, die Wirbelsäule ist nach vorne gebeugt.
Korrektur: Körperspannung im oberen Rückenbereich aufbauen.

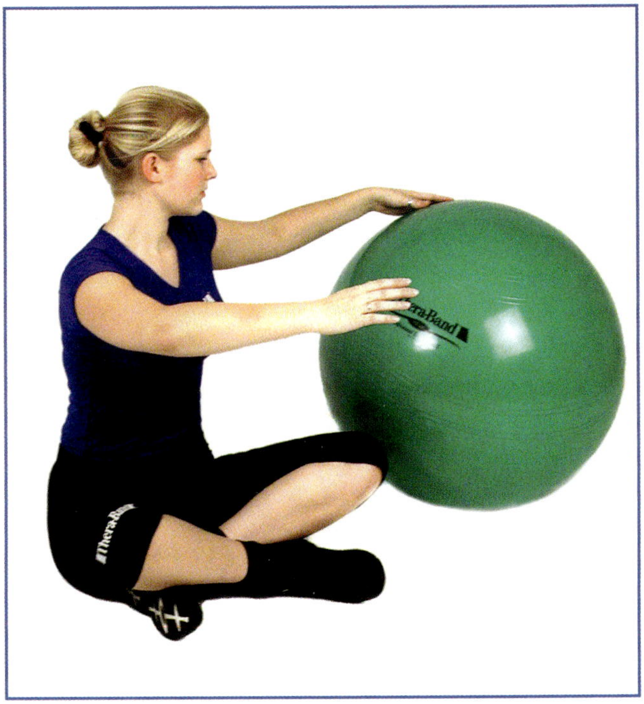

PARTNERÜBUNGEN

55 Achterkreisen

Beschreibung:

Aufrechter Stand. Die Partner stehen Rücken an Rücken:

a. Den Ball rückwärts über den Kopf übergeben.
b. Den Ball seitlich (linke und rechte Seite) neben dem Körper übergeben.
c. Den Ball nach hinten durch die Beine rollen.
d. Achterkreisen: Beide Partner drehen sich zur gleichen Seite um und übergeben sich den Ball in der Mitte hinter dem Rücken.
e. Kombinationen aus diesen Formen.

Nach Möglichkeit sollte der Stand (die Fußposition) beibehalten werden.

Hinweis:

Auch als Gruppenübung in Kreisaufstellung geeignet.

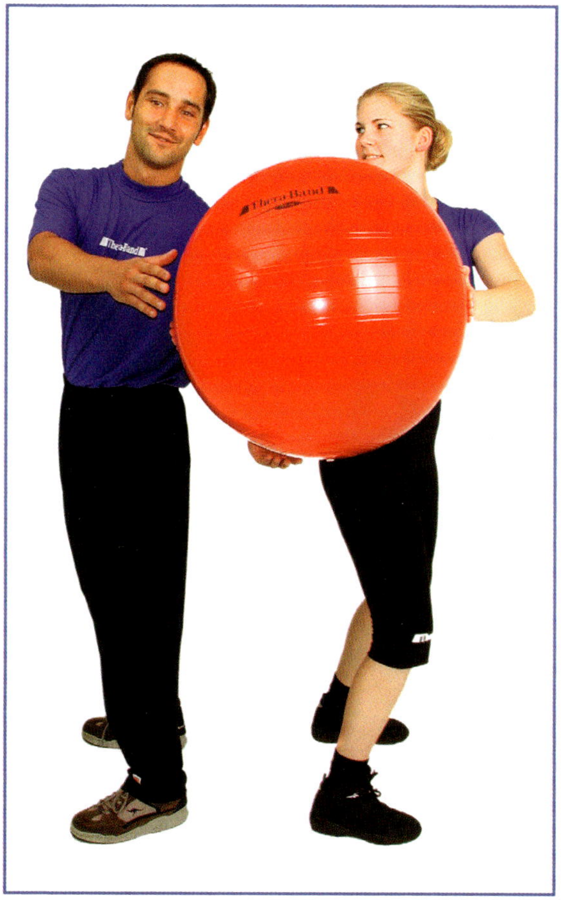

Wirkungsweise:

Mobilisation der Wirbelsäule und der Schultergelenke, Schulung der Koordination.

Fehler: Extreme Wirbelsäulenbewegungen, die zu Fehlpositionen führen, wie ausgeprägtes Hohlkreuz.

Korrektur: Veränderung des Abstands zum Partner, Rumpfanspannung.

Fehler: Schnelle und ruckartige Bewegungen.

Korrektur: Bewegungen langsam und kontrolliert ausführen.

56 Pufferball

Beschreibung:
P1 liegt in Bauchlage auf dem Boden. Die Hände sind vor dem Kopf, die Arme sind gebeugt und die Ellbogen nach außen gestellt. Der Kopf zieht in Verlängerung der Wirbelsäule weit nach vorn, der Blick ist auf den Boden gerichtet. P2 steht in ca. 2 m Entfernung mit Blick zum Partner in einer rückengerechten Beugestellung und hält den liegenden Ball dicht vor dem Körper fest. Nun hebt P1 Arme, Kopf und Schultergürtel an. P2 rollt P1 den Ball zu und P1 rollt ihn wieder zu P2 mit den Händen zurück. Fortlaufende Wiederholung.

Wirkungsweise:
Kräftigung der Rückenstreckermuskulatur, Kräftigung der Schulter- und Schulterblattmuskulatur, Schulung von Alltagsbewegungen.

Fehler: Der Kopf von P1 wird in den Nacken genommen.
Korrektur: Nicht auf den Ball schauen, sondern auf den Boden blicken.
Fehler: Die Beine heben vom Boden ab.
Korrektur: Die angezogenen Füße gegen den Boden drücken.

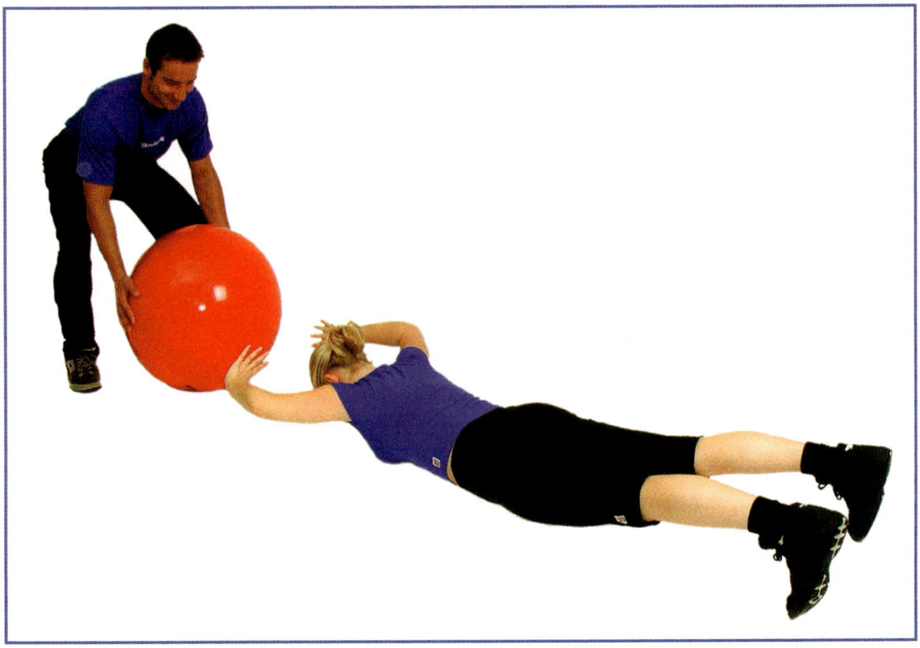

57 Schweben

Beschreibung:
P1 liegt in Bauchlage auf dem Ball und hält den gesamten Körper gestreckt. Die Arme sind gebeugt. P2 kniet in rückengerechter, stabiler Haltung auf dem Boden und hält P1 an den Händen fest.

P1 löst zunächst ein, dann beide Beine vom Boden und versucht, in gestreckter Körperhaltung das Gleichgewicht auf dem Ball zu finden.

Variation:
P1 versucht zunehmend alleine, das Gleichgewicht auf dem Ball zu halten. P2 löst den Handkontakt, kniet aber hilfs- und griffbereit am Boden.

Wirkungsweise:
Kräftigung der Rückenmuskulatur und der Hüftstrecker, Verbesserung des Gleichgewichts, Reaktionsschulung.

Fehler: Die Knie- und Hüftgelenke sind nicht gestreckt, kein Gleichgewicht.
Korrektur: Ganzkörperspannung aufbauen: Rumpf-, Gesäß- und Beinmuskulatur anspannen.
Fehler: Der Kopf ist im Nacken.
Korrektur: Den Hinterkopf weit nach vorne schieben.

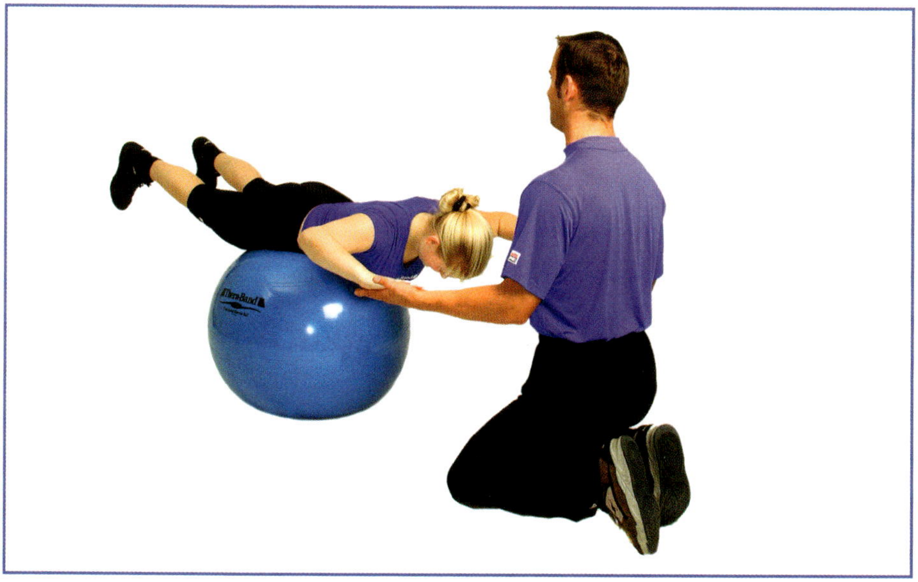

58 Zurollen

Beschreibung:
Beide Partner stehen sich in rückengerechter Beugehaltung gegenüber.

Sie rollen sich wechselweise den Ball zu. Beim Wegrollen gehen sie ihrer Bewegungen einen Schritt hinterher und wechseln anschließend wieder fangbereit in die Ausgangsstellung.

Variation:
Den Ball leicht versetzt etwas weiter nach links beziehungsweise nach rechts rollen. Die Partner müssen entsprechend der Rollrichtung des Balls nun einen Schritt zur Seite machen, bevor sie den Ball frontal annehmen können.

Wirkungsweise:
Kräftigung der Rückenmuskulatur, Koordinationsschulung.

Fehler: Die Knie sind gestreckt, der Rücken rund gehalten.
Korrektur: Die Knie beugen und das Gesäß nach hinten schieben, während sich der Bauchnabel dem Boden nähert.

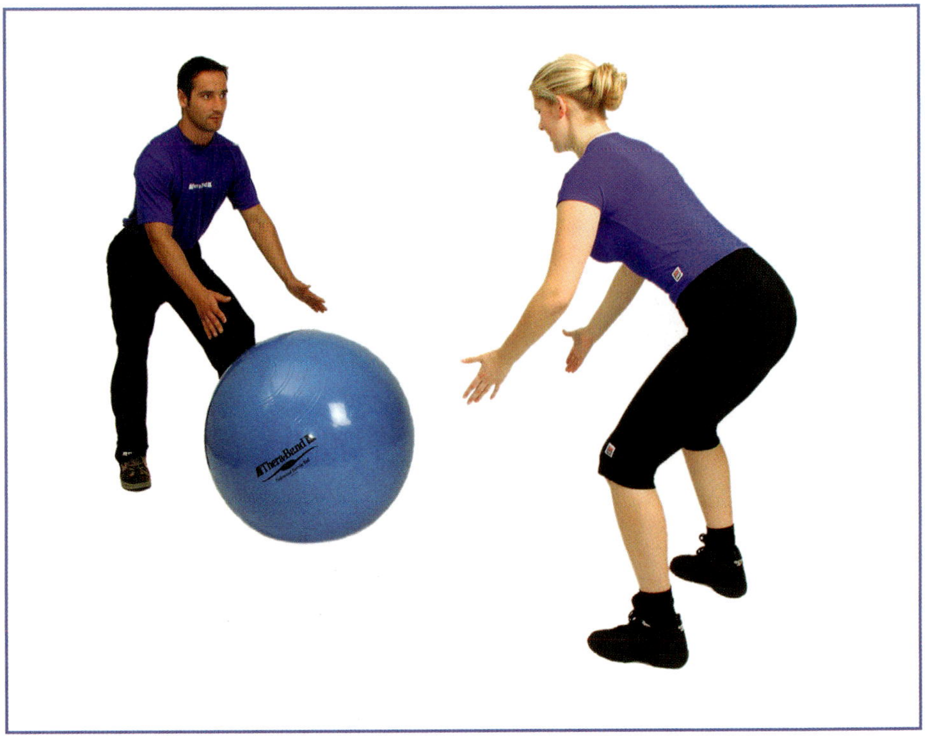

ÜBUNG IN DER GRUPPE

59 Gruppenzug

Beschreibung:
Kreisformation, die Übenden sitzen in aufrechter Sitzposition auf dem Ball und blicken zum Kreismittelpunkt. Die Arme sind leicht gebeugt und die Hände hakeln ineinander. Durch Zug der Ellbogen nach außen ziehen sich die Übenden in eine aufrechte, aktive Haltung.

Hinweis:
Es werden mindestens vier Teilnehmer benötigt.

Wirkungsweise:
Kräftigung der Schulterblattmuskulatur, Stabilisation der Rumpfmuskulatur.

Fehler: Die Ellbogen fallen nach unten.
Korrektur: Die Abstände zueinander vermitteln und die Arme in Brusthöhe halten.

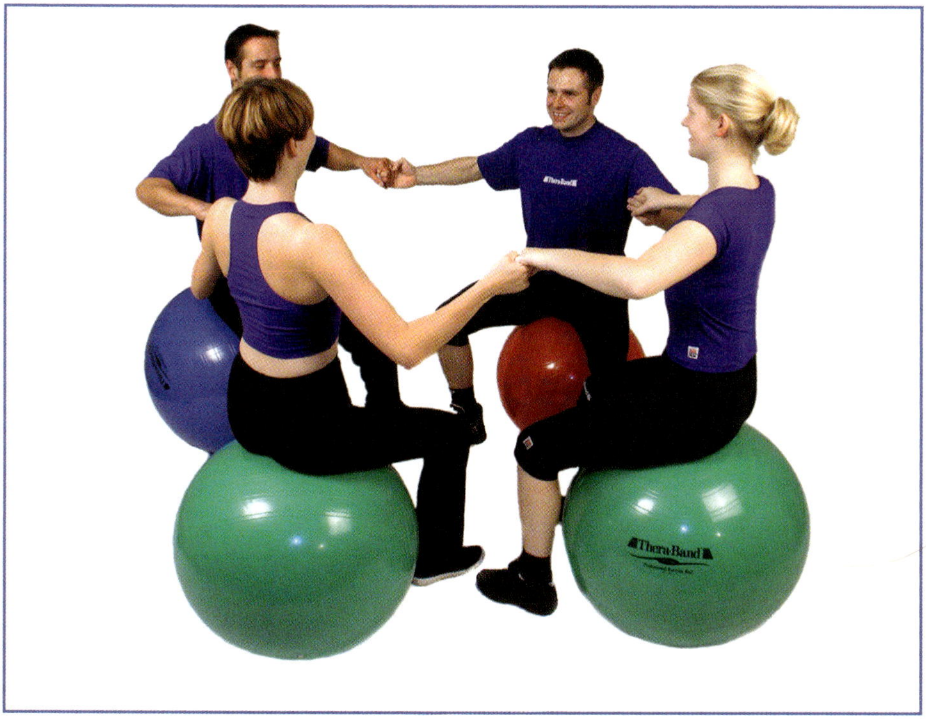

3.5 Der Brust-Schulter-Arm-Bereich

Die Schulterbeweglichkeit und die Beweglichkeit der Wirbelsäule stehen in engem Zusammenhang. Sind in diesen Bereichen Beweglichkeitseinschränkungen vorhanden, beispielsweise durch eine verkürzte Brustmuskulatur, die sich aus einem fehlerhaften Alltagsverhalten ergibt, kommt es zu Kompensationsbewegungen, die häufig zu einseitigen Belastungen oder auch zu Schädigungen für die Gelenke und Sehnen führen.

Funktion der Muskeln und Muskelgruppen

Brustmuskel (M. pectoralis): Eingeteilt in großen *(major)* und kleinen *(minor)* Brustmuskel, überlagern sie größtenteils die vordere Brustkorbwand als Gegenspieler zu den Extremitätenmuskeln des Rückens. Sie senken den erhobenen Arm, drehen ihn vor dem Körper nach innen und ziehen das Schulterblatt an die Rückwand des Brustkorbs.

Deltamuskel (M. deltoideus): Dieser Muskel umkleidet das Schultergelenk und bildet die kraftvolle Rundung der Schulter. Durch seine verschiedenen Anteile ist er an allen Bewegungen der Schulter beteiligt.

Armbeuger (M. biceps brachii): Der Bizeps zieht sich als zweigelenkiger Muskel sowohl über das Schulter- als auch über das Ellbogengelenk. Er beugt den Unterarm und wirkt auch bei gestrecktem Arm auf das Schultergelenk als Vor- und Seitwärtsheber.

Armstrecker (M. triceps brachii): Der dreiköpfige Oberarmmuskel liegt auf der Rückseite des Oberarms und wirkt als einziger Armstrecker.

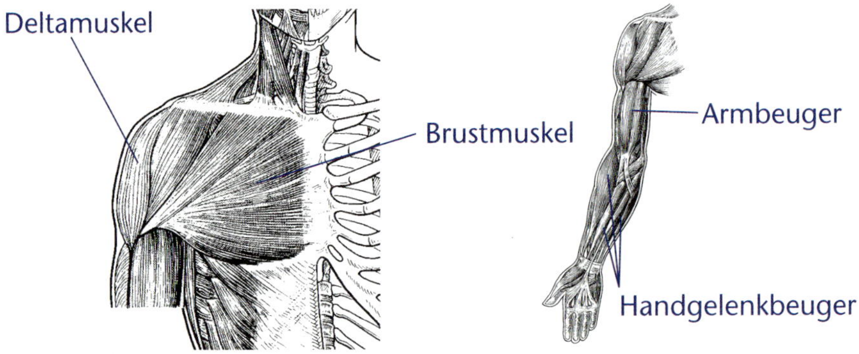

Abbildung 14: Die Muskeln der Brust, der Schulter und des Arms; links: rechte Brust von vorn, rechts: rechter Arm (modifiziert nach Herzog, 1981)

ÜBUNGEN ZUR DEHNUNG

60 Bruststreckung

Beschreibung:
Fersensitz mit aufrechtem Oberkörper hinter dem Ball, die Hände liegen bei fast gestreckten Armen auf dem Ball.

Nun mit den Händen beziehungsweise mit dem gesamten Körper so weit nach vorne rollen, bis die Knie- und Hüftgelenke im rechten Winkel gebeugt sind. Die Hände aufdrehen, sodass die Handflächen zueinander zeigen. Die Wirbelsäule sollte in physiologischer Form gestreckt sein, der Kopf wird in Verlängerung der Wirbelsäule nach vorn geschoben. Das Brustbein wird Richtung Boden nach unten geschoben.

Variation:
Mit Händen und Armen den Ball leicht nach links und rechts rollen.

Wirkungsweise:
Dehnung der Brustmuskulatur, Verbesserung der Streckfähigkeit der Brustwirbelsäule, Mobilisation der Schultergelenke, zusätzlicher Aspekt: Mobilisation und Verbesserung der Seitneigung der Wirbelsäule.

Fehler: Verlust des Gleichgewichts.
Korrektur: Verschieben des Gesäßes nach hinten, mit den Händen seitlich am Ball anfassen.

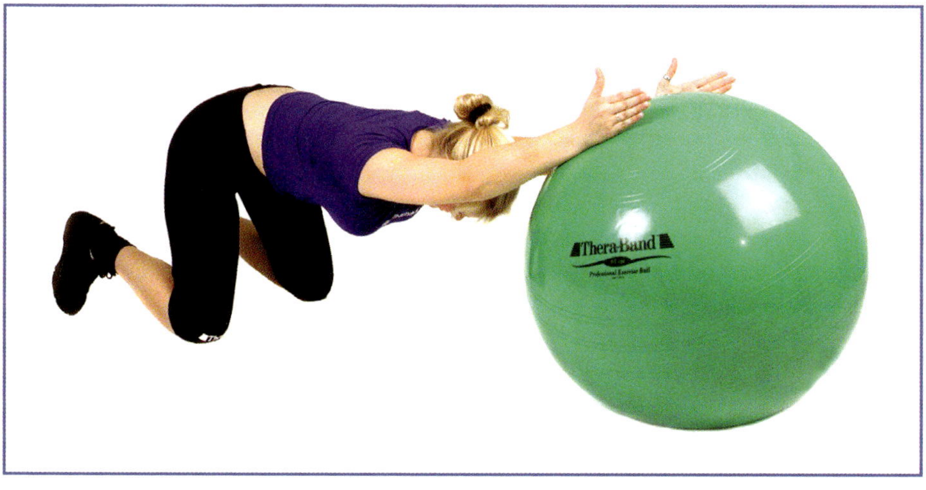

61 Aushängen

Beschreibung:
In Rückenlage über den Ball legen, sodass der Rücken, insbesondere jedoch der Hals-Nacken-Bereich, auf dem Ball abgelegt ist. Die Arme und Hände liegen auf dem Körper und Ball auf.

Nun die Arme beim Ausatmen über oben nach hinten unten bewegen. Die Handflächen zeigen zueinander. Die Arme hängen lassen.

Hinweis:
Das Gesäß gegebenenfalls vom Ball abheben, um den Hals-Nacken-Kopf-Bereich entspannt auf dem Ball ablegen zu können.

Variation:
In kleinen Bewegungen über den Ball vor und zurück, hin- und herrollen. Dabei entspannt und langsam ausatmen.

Wirkungsweise:
Dehnung der Brustmuskulatur, Verbesserung der Streckfähigkeit der Brustwirbelsäule.

Fehler: **Intensives Überstrecken des gesamten Körpers.**
Korrektur: **Die Schwerkraft bringt den Körper allmählich in die Überstreckung, die von den Armen und vom Kopf eingeleitet wird. Keine Extremhaltungen in der Überstreckung einnehmen wollen.**

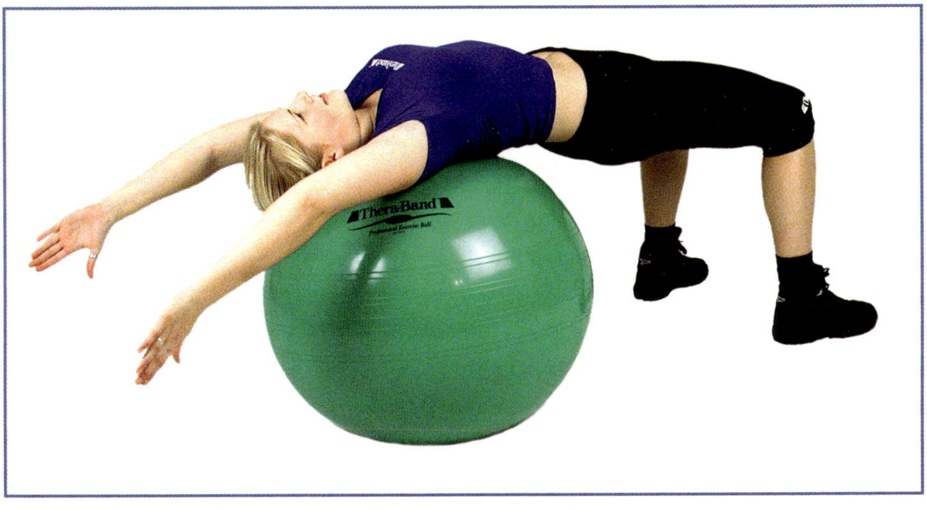

ÜBUNGEN ZUR KRÄFTIGUNG

62 Yogasitz

Beschreibung:
Aufrechte Sitzposition auf dem Boden, die Beinhaltung ist beliebig. Den Rücken aufspannen, die Hände fassen den Ball seitlich.

Den Ball mit leicht gebeugten Armen kräftig zusammendrücken.

Hinweis:
Kann im Sitz auf dem Boden keine aufrechte Haltung eingenommen werden, sollten Hilfsmittel (Stuhl, Hocker, Sitzkeil, Kissen) verwendet werden.

Variation:
Den Ball bis über den Kopf hochführen und wieder senken.

Wirkungsweise:
Kräftigung der Brustmuskulatur, der Schultermuskulatur und der Armbeuger, Stabilisation der Rumpfmuskulatur.

Fehler: Die Lendenwirbelsäule ist rund, keine ausreichende Beckenkippung.
Korrektur: Die Beinhaltung verändern, das Brustbein nach vorne oben bringen, die Wirbelsäule strecken. Ein Hilfsmittel zum Sitzen verwenden.
Fehler: Das Kinn zieht den Kopf zur Brust.
Korrektur: Den Hinterkopf weit nach oben herausschieben, den Blick geradeaus richten.

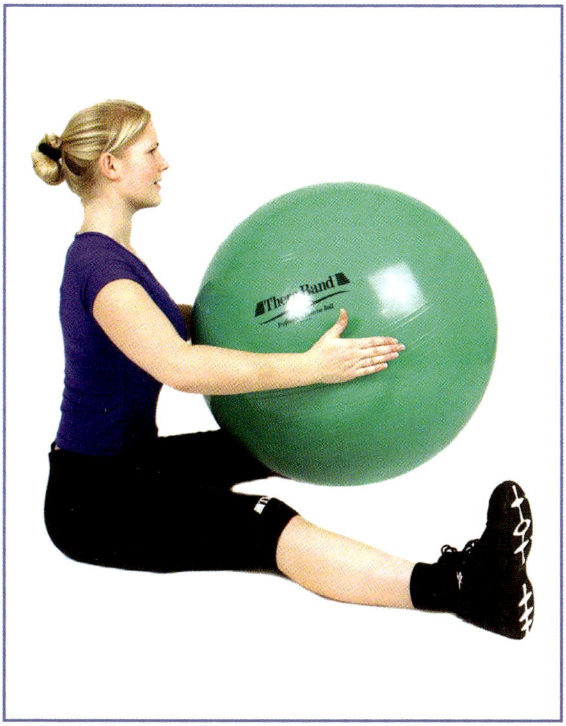

63 Hin- und Herrollen

Beschreibung:
Mit dem Becken in Bauchlage auf dem Ball in gestreckter Körperposition liegen. Die Hände stützen schulterbreit entfernt auf dem Boden auf, die Arme sind leicht gebeugt und die Ellbogen zeigen seitlich nach außen. Die Fußspitzen werden angezogen.

Nun über den Ball in kleinen Bewegungen das Becken vor und zurück sowie hin- und herverschieben, ohne die Hände dabei zu bewegen.

Hinweis:
Den Bewegungsumfang allmählich vergrößern.

Variation:
Das Becken über dem Ball kreisen lassen.

Wirkungsweise:
Kräftigung der Schulter- und Schulterblattmuskulatur, Ganzkörperkräftigung bäuchlings.

Fehler: Das Becken liegt nicht auf dem Ball auf, sondern die Brust oder die Knie.
Korrektur: Die Körperauflage so vermitteln, dass das Becken auf dem Ball aufliegt und dabei der Körper möglichst ausbalanciert gehalten werden kann.

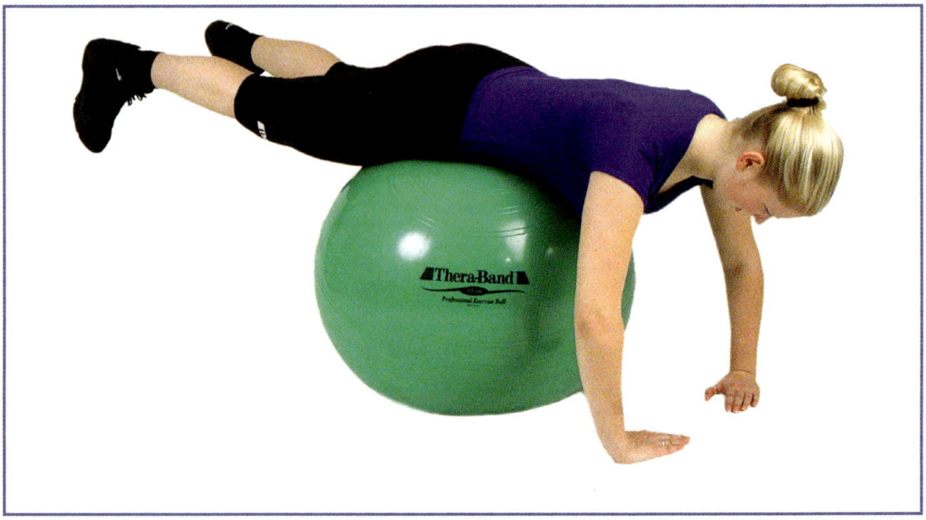

64 Liegestütz bäuchlings

Beschreibung:
Mit den Knien in Bauchlage auf dem Ball in gestreckter Körperposition liegen. Die Hände stützen schulterbreit entfernt auf dem Boden auf, die Arme sind leicht gebeugt und die Ellbogen zeigen seitlich nach außen.

Aus unveränderter Körperstreckung Liegestütze langsam ausführen. Atmung!

Variation:
Körperauflage auf dem Ball verschieben, einarmige Liegestütze durchführen, mit den Händen auf der Stelle möglichst schnell tippeln.

Wirkungsweise:
Kräftigung der Armstrecker, der Schulter- und Schulterblattmuskulatur, Ganzkörperkräftigung, Schulung des Gleichgewichts.

Fehler: Hüftknick, der Körper bleibt nicht vollständig gestreckt.
Korrektur: Die Rumpf- und Gesäßmuskulatur stärker anspannen.
Fehler: Der Körper hängt nach unten durch.
Korrektur: Die Bauchmuskulatur anspannen, weiteratmen.

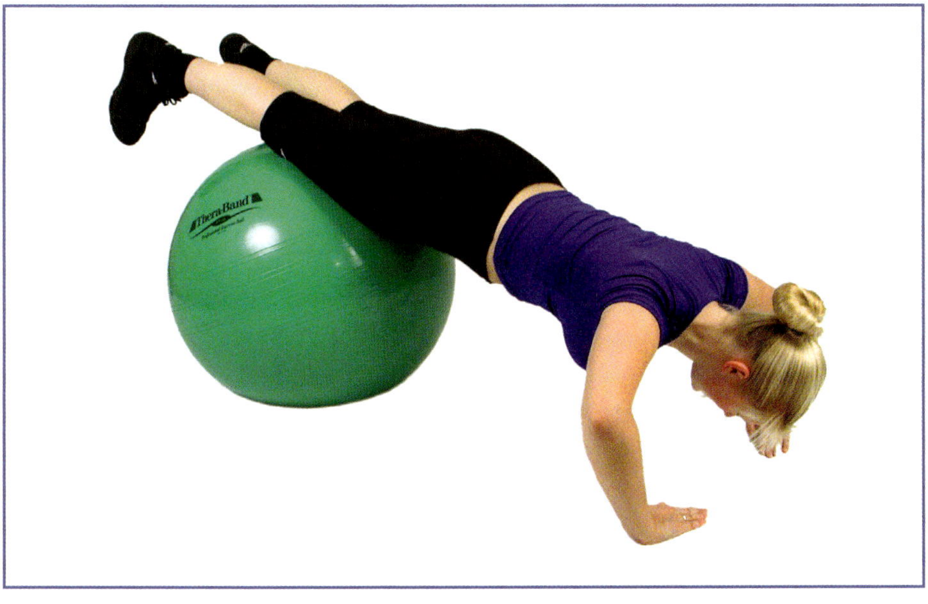

ÜBUNG ZUR BEWEGLICHKEIT

65 Armkreisen

Beschreibung:
Eine aufrechte Sitzposition auf dem Ball einnehmen. Den Oberkörper stabilisieren, die Rumpfmuskulatur anspannen. Die Arme hängen locker seitlich neben dem Körper herunter. Die Füße stehen mit der gesamten Fußsohle auf dem Boden. Auf dem Ball wippen.

Zusätzlich mit dem rechten Arm langsam große Kreise rückwärts beschreiben. Dabei sollte die Schwung- oder Kreisbewegung der Arme dem Rhythmus des Wippens angepasst sein. Armwechsel.

Variation:
Kreise beschreiben: einarmig/beidarmig, linke/rechte Seite, schnell/langsam, vorwärts/rückwärts, gleichseitig/gegengleich.

Wirkungsweise:
Mobilisation der Schultergelenke, Verbesserung der Koordination, Stabilisation des Rumpfs.

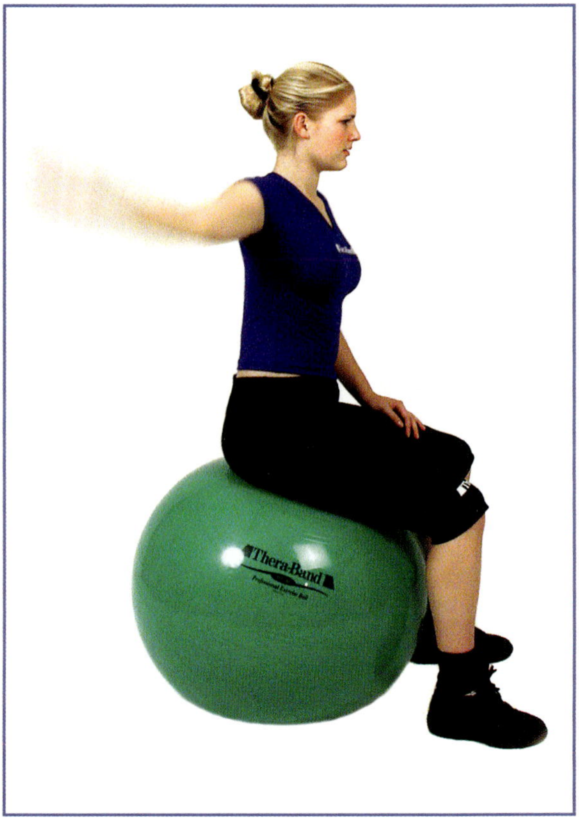

Fehler: Die Kreisbewegung und der Wipprhythmus passen nicht zusammen.
Korrektur:
Zunächst gleichmäßig und rhythmisch auf dem Ball wippen, dann einarmig mit dem Kreisen beginnen. Pro Kreis die gleiche Anzahl von Auf- und Abbewegungen auf dem Ball ausführen.

PARTNERÜBUNGEN

66 Dehnung der Brustmuskulatur

Beschreibung:
Beide Partner sitzen in aufrechter Sitzposition hintereinander und seitlich verschoben auf ihrem Ball. P1 streckt seinen rechten Arm waagerecht zum Boden nach hinten und legt seine Hand seitlich an der linken Schulter von P2 an.

Nun dreht sich P1 langsam mit dem gesamten Körper von seinem Partner weg. P2 bleibt unverändert sitzen und stabilisiert den Oberkörper gegen die Bewegung von P1.

Wirkungsweise:
Dehnung der Brustmuskulatur, Dehnung der Schultermuskulatur und der Muskulatur der Armbeuger.

Fehler: P1 zieht die Schultern hoch.
Korrektur: Den Schultergürtel fixieren, die Schultern nach hinten unten ziehen.
Fehler: P1 dreht nur die Schultern weg, beugt den Oberkörper zur Seite ab.
Korrektur: Den gesamten Oberkörper drehen.

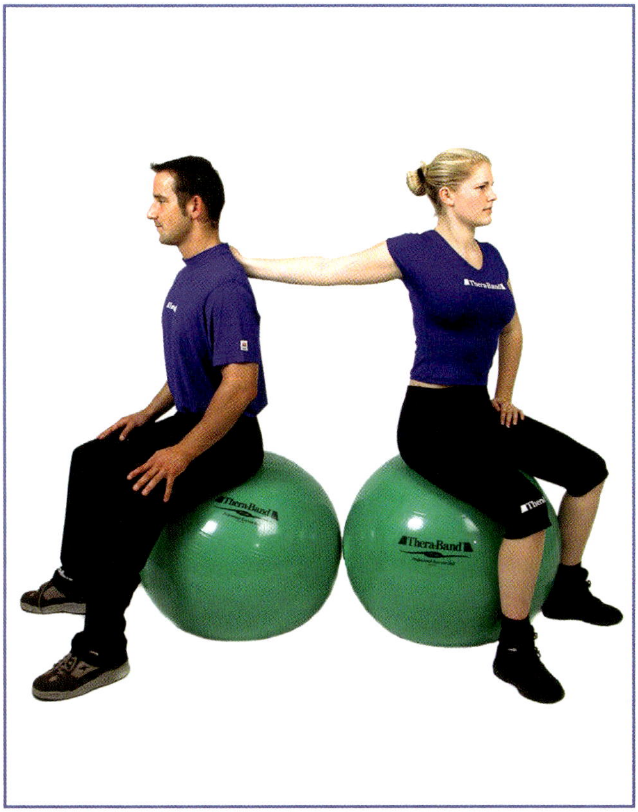

67 Robin Hood

Beschreibung:
Die beiden Partner stehen sich im aufrechten Stand in schulterbreiter Grätschstellung gegenüber. Mit jeweils leicht gebeugten Armen fassen beide seitlich am Ball in Brusthöhe an.

Beide ziehen mit konstantem Krafteinsatz am Ball. Motivation: Gemeinsam sind wir stark!

Variation:
Beide Partner stehen sich in Schrittstellung gegenüber und versuchen, jeweils den Ball zu sich zu ziehen.

Wirkungsweise:
Kräftigung der Schulterblatt-, Schulter- und Oberarmmuskulatur, Stabilisation der Rumpfmuskulatur.

Fehler: Der Rücken ist rund.
Korrektur: Die Beckenkippung nach vorn verstärken, den Brustkorb anheben.
Fehler: Die Schultern sind hochgezogen.
Korrektur: Die Schultern nach hinten unten und nach innen zusammenziehen.

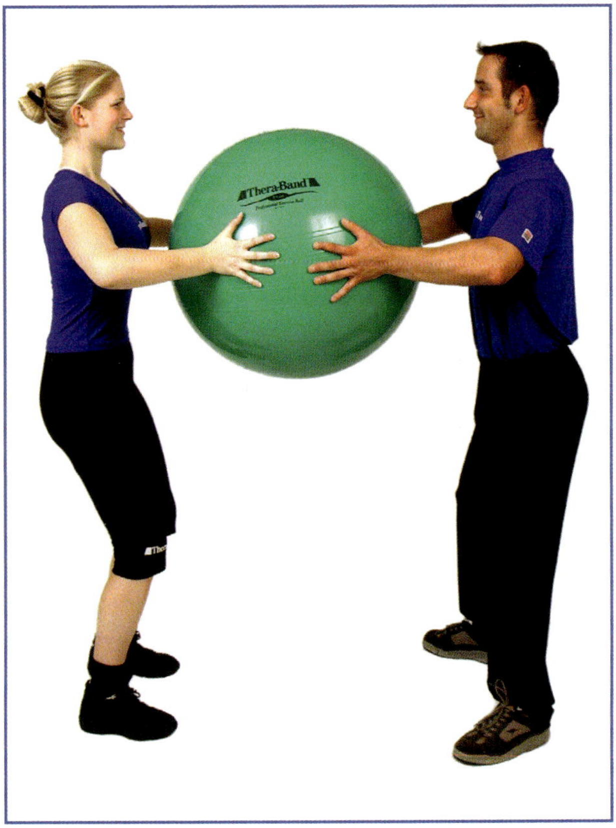

68 Verteidige den Ball

Beschreibung:

P1 kniet einbeinig auf dem Boden, der Rücken ist gerade, der Oberkörper leicht nach vorne geneigt. Die Arme werden vorn in Schulterhöhe gehalten, wobei die Ellbogen leicht gebeugt sind. P2 steht in rückengerechter Beugehaltung in Schrittstellung P1 gegenüber.

Nun versucht P2, P1 den Ball wegzuziehen. P1 lässt dies jedoch nicht zu. Aufgabenwechsel.

Wirkungsweise:

Kräftigung der Schulterblattmuskulatur, Kräftigung der Schulter- und Oberarmmuskulatur, Stabilisation der Rumpfmuskulatur. Zusätzlicher Aspekt: Kräftigung der Kniestrecker.

Fehler: P1 oder P2 machen den Rücken rund.
Korrektur: Den Rücken aufspannen, das Brustbein heben, die Schulterblätter nach hinten unten zusammenführen, das Becken nach vorne kippen.

Fehler: Der Ball wird dem Partner aus der Hand gerissen.
Korrektur: Langsam den Krafteinsatz erhöhen und versuchen, unter rückengerechten Bewegungen dem Partner den Ball wegzuziehen.

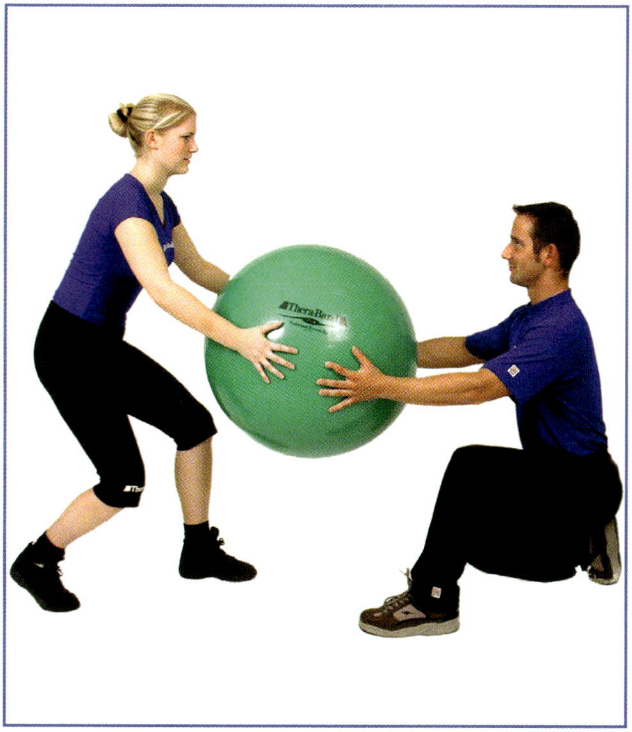

ÜBUNG IN DER GRUPPE

69 Gruppendruck

Beschreibung:
Kreisformation: Die Übenden sitzen in aufrechter Position auf dem Ball und blicken zum Kreismittelpunkt. Die Arme sind gebeugt und die Handflächen der linken und rechten Nachbarn werden gegeneinander gehalten. Körperspannung erzeugen. Miteinander gegeneinander Druck aufbauen.

Hinweis:
Es werden mindestens vier Teilnehmer benötigt.

Wirkungsweise:
Kräftigung der Brust-, Schulter- und Armstreckermuskulatur, Stabilisation der Rumpfmuskulatur.

Fehler: **Ein Teilnehmer wird aus dem Kreis herausgedrückt.**
Korrektur: **Gleichmäßig einen konstanten Druck aufbauen, die Reaktion des Partners wahrnehmen und beachten.**

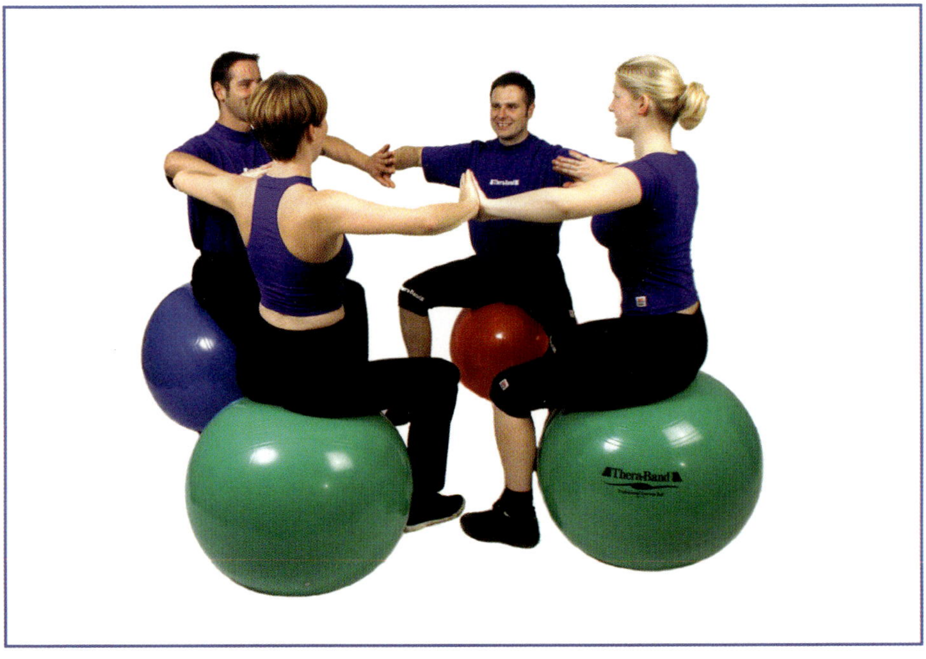

4 Koordinationsübungen mit dem Pezziball

70 Storchenschritt

Beschreibung:
Einen Fuß auf den Ball stellen und langsam nach vorne gleiten, bis der Unterschenkel auf dem Ball aufliegt und das Bein fast gestreckt ist. Beinwechsel.

Hinweis:
Zunächst mit kleinen Bewegungen beginnen.

Variation:
Mit dem gestreckten Bein im großen Schritt über den Ball rollen und auf der anderen Seite wieder zum Stehen kommen. Dabei den Ball mit dem hinteren Bein nachrollen. Zusätzlich die Bewegung mit einer halben Drehung verbinden.

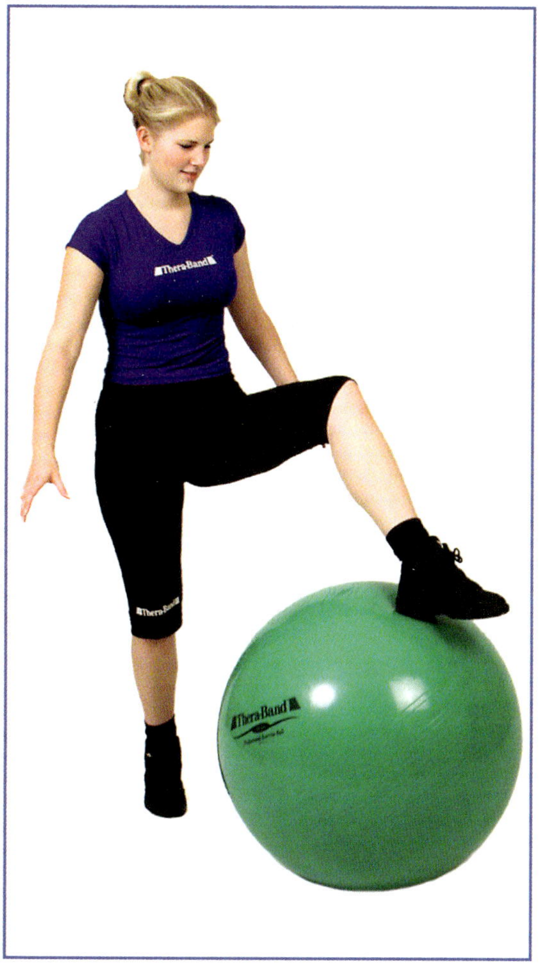

Wirkungsweise:
Verbesserung der Koordination, Schulung des Gleichgewichts.

Fehler: Die Bewegung ist unkontrolliert.
Korrektur: Langsam an die Rollbewegung über den Ball herantasten. Zuerst mit einem kleineren Ball üben.

71 Hechtrollen

Beschreibung:
Aus der Hocke in die Bauchlage über den Ball so weit wie möglich nach vorne rollen.

Entscheidend dabei ist eine gute Ganzkörperspannung, damit das Becken in der gestreckten Körperposition nicht nach unten durchhängt. Den Kopf in Verlängerung der Wirbelsäule halten. Anschließend wieder zurückrollen.

Hinweis:
Die Fähigkeit, schnell eine ausreichende Ganzkörperspannung aufbauen zu können, ist Voraussetzung für diese Übung.

Variation:
Zu Beginn den Ball vom Körper entfernt ablegen und versuchen, sich über den Ball zu hechten und weiterzurollen.

Wirkungsweise:
Verbesserung der Koordination, Schulung des Gleichgewichts, Ganzkörperkräftigung.

Fehler: Der Körper hängt durch.
Korrektur: Die Rumpf- und Gesäßmuskulatur anspannen.

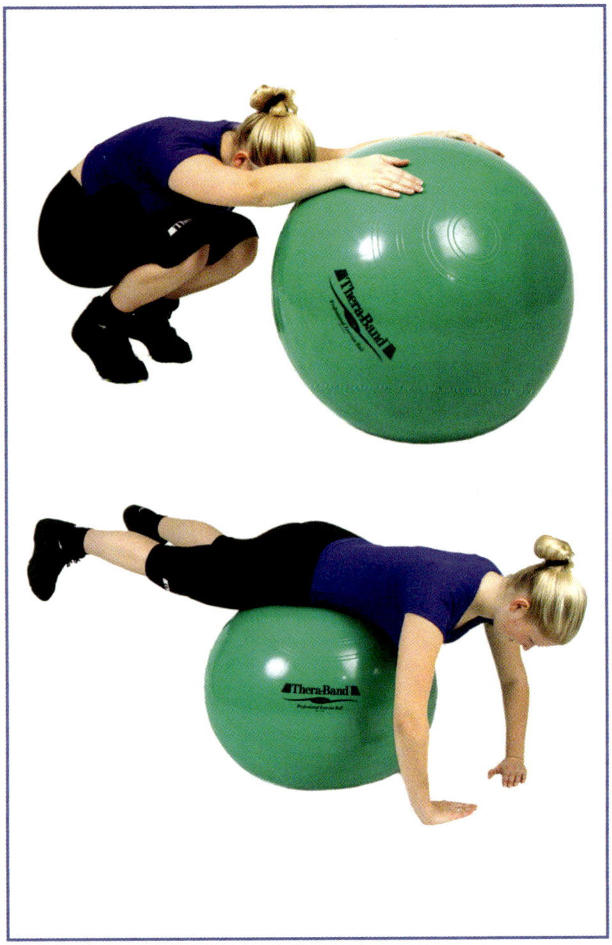

72 Körperdrehung

Beschreibung:
In Bauchlage auf dem Ball die Beine strecken, die Füße haben Bodenkontakt, der Körper ist vollständig gestreckt. Ganzkörperspannung aufbauen.

Mit einer ganzen Drehung um die Körperlängsachse sowohl nach links als auch nach rechts rollen.

Hinweis:
Zunächst eine halbe Drehung ausführen, um dann in der Rückenlage eine sichere Gleichgewichtsposition zu finden.

Wirkungsweise:
Schulung des Gleichgewichts, Verbesserung der Koordination.

Fehler: Häufiger Gleichgewichtsverlust durch zu schnelle, hastige Bewegungen.
Korrektur: Die Bewegungen langsam und kontrolliert ausführen und immer wieder kleine Pausen zur Körper- und Ballkontrolle einbauen.
Ein Partner kann Hilfestellung leisten.

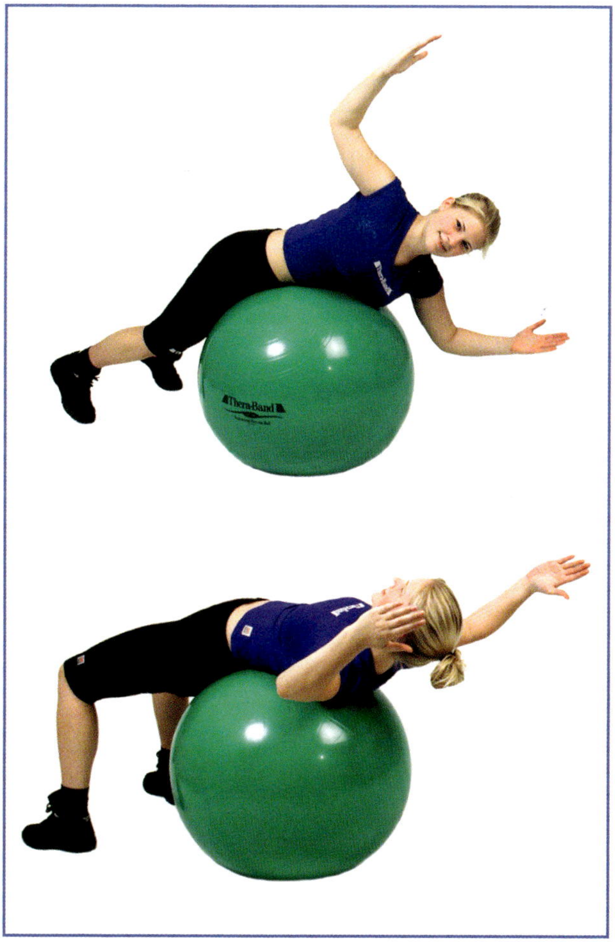

73 Vierteldrehung

Beschreibung:
In Ganzkörperstreckung mit dem Becken auf den Ball legen.

Nun im Wechsel eine Beckenseite bis zur Vierteldrehung langsam und kontrolliert aufdrehen.

Hinweis:
Die Rollbewegung des Balls ausnutzen.

Wirkungsweise:
Gleichgewichtsschulung, Verbesserung der Koordination.

Fehler: Der Körper liegt deutlich vor oder hinter dem Becken auf dem Ball auf.
Korrektur: Zunächst den Körper in Mittellage auf dem Ball ausbalancieren.

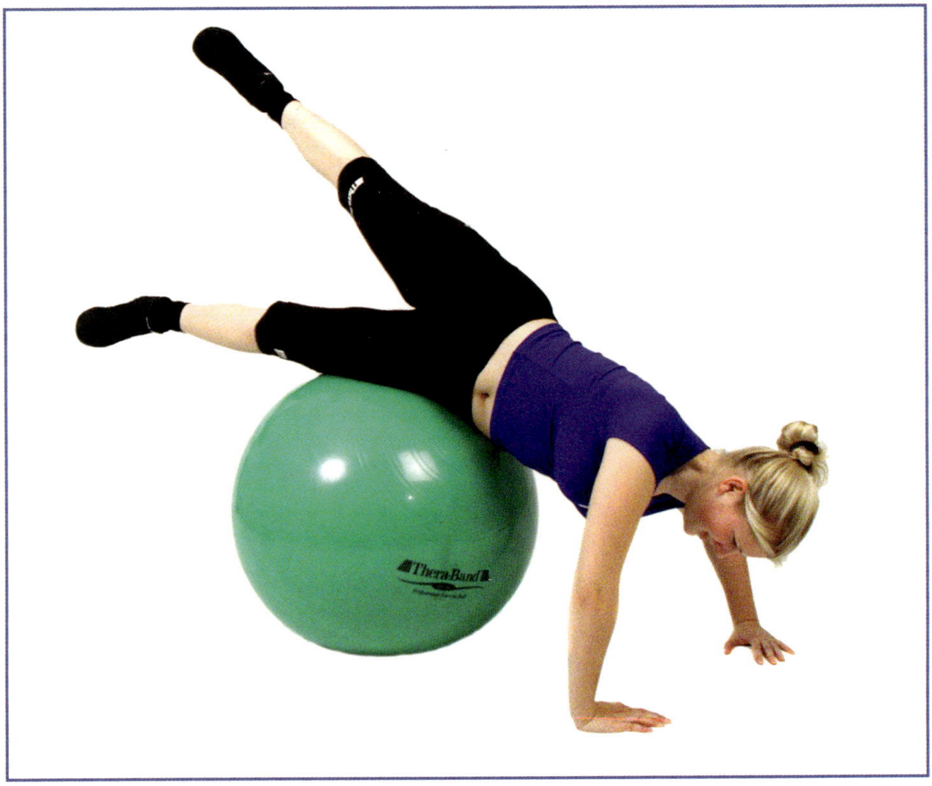

74 Transportstaffel

Beschreibung:
Es wird partnerweise mit zwei Bällen geübt. Die beiden Bälle hintereinander auf den Boden legen, ohne dass sich diese berühren. P1 legt sich in Bauchlage über die beiden Bälle und rollt seinen Körper so weit nach vorne, bis seine Unterschenkel auf dem vorderen Ball zum Liegen kommen und der hintere Ball frei wird.

P2 nimmt nun den hinteren Ball und legt ihn anschließend vor den anderen, das heißt, unter den Oberkörper von P1.

P1 rollt nun wieder nach vorne. Fortlaufende Übung.

Hinweis:
P1 muss seinen Körper beim Rollen über die Bälle stabilisieren, indem er die gesamte Rumpf-, Gesäß- und Beinmuskulatur anspannt. Eine Körperlage mit ausgeprägter Hohlkreuzhaltung vermeiden, der Körper sollte gestreckt sein.

Variation:
Diese Spielform kann auch mit drei Übenden und drei Bällen durchgeführt werden. P1 rollt über die Bälle, P2 steht hinten und wirft P3, der vorne steht, die Bälle zu, damit dieser sie wieder zum Weiterrollen hinlegt.

Wirkungsweise:
Ganzkörperkräftigung, Stabilisation des Oberkörpers, Schulung der Gleichgewichtsfähigkeit, Verbesserung der Koordination.

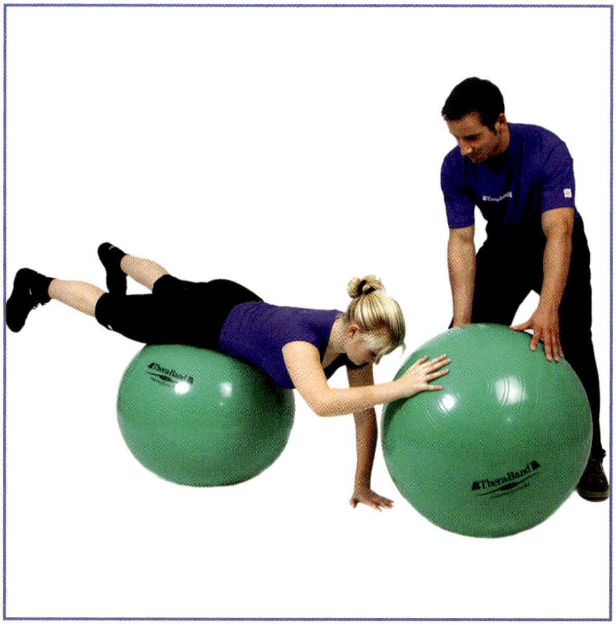

75 Ball gegen Ball

Beschreibung:
Beide Partner stehen sich in aufrechter, stabiler Körperhaltung in Schrittstellung gegenüber.

Die Bälle in Brusthöhe gegeneinander drücken. Ganzkörperspannung aufbauen.

Hinweis:
Die Ellbogen sind leicht gebeugt und zeigen nach außen.

Variation:
Ein Partner schiebt oder zieht am Ball, der andere versucht, ihm zu folgen, sodass die Bälle ständigen Kontakt halten. Sich einzeln oder gemeinsam mit dem Ball drehen.

Wirkungsweise:
Verbesserung der Koordination und der Fremdwahrnehmung von Partner und Gerät, Ganzkörperstabilisation.

Fehler: Beide Partner pressen die Bälle willkürlich gegeneinander.
Korrektur: Die Kraft und Anspannung unterschiedlich einsetzen: Es gibt Phasen des Gegeneinanders und des Miteinanders.

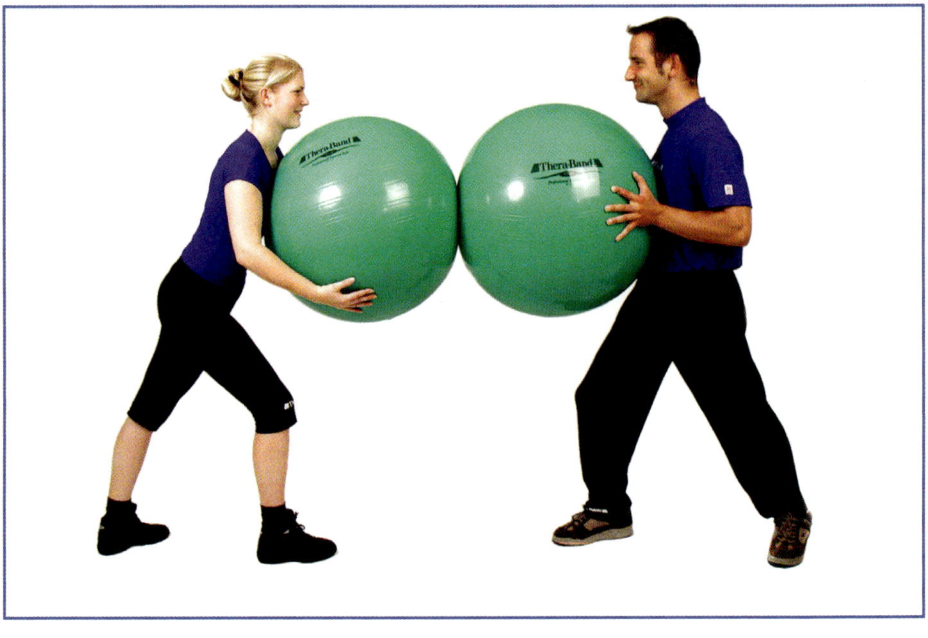

76 Zweierball

Beschreibung:
Beide Partner drücken mit jeweils einer Hand einen Ball fest gegeneinander. Die Bälle sollen nun in verschiedenen Formen bewegt werden:

a. Abwechselnd einen Ball hoch beziehungsweise tief halten.
b. Die Bälle gegeneinander kreisen lassen.
c. Die Bälle wechselweise gegeneinander verschieben.
d. Die Partner führen sich gegenseitig durch den Raum, gegebenenfalls die Augen schließen.

Variation:
Verschieden große Bälle oder Ballarten benutzen.

Wirkungsweise:
Verbesserung der Koordination und der allgemeinen Beweglichkeit.

Fehler: Die Bälle werden gegeneinander gepresst.
Korrektur: Bei dieser Übung steht das Miteinander beziehungsweise das Einstellen der eigenen Bewegung zu derjenigen des Partners im Vordergrund.

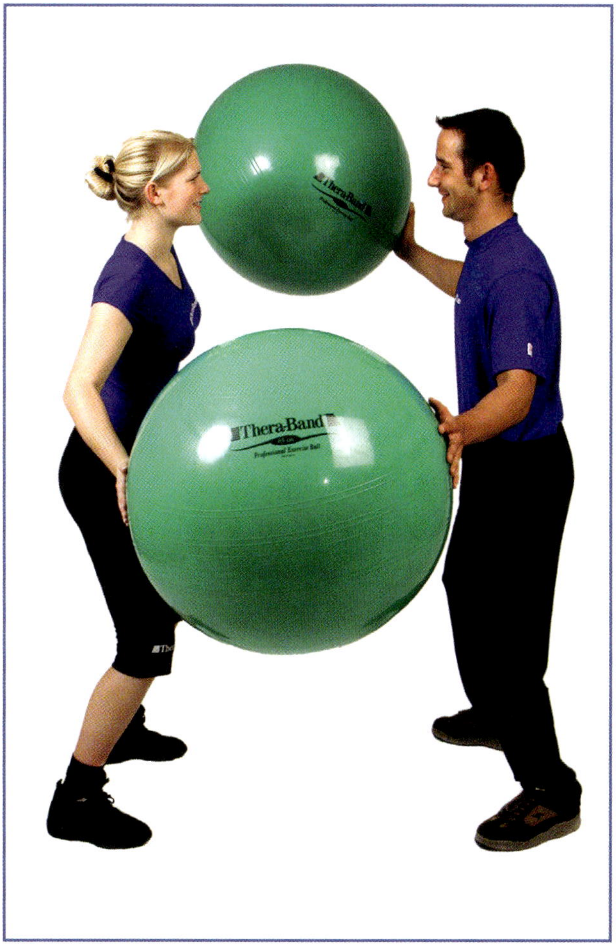

77 Treffball

Beschreibung:
Beide Partner stehen sich mit jeweils einem Ball gegenüber.

Beide werfen gleichzeitig ihren Ball ab. Die Bälle sollen sich in der Mitte zwischen den Partnern in der Luft treffen und gegeneinander prallen. Anschließend versuchen beide, wieder ihren eigenen Ball aufzufangen, bevor er den Boden berührt.

Hinweis:
Führen Sie ein gemeinsames Kommando oder ein rhythmisches Körperwippen als Startsignal zum gleichzeitigen Ballabwurf ein.

Variation:
Die Partner verändern ihren Abstand zueinander.

Wirkungsweise:
Verbesserung der Koordination.

Fehler: Die Bälle werden nicht gleichzeitig oder in verschiedenen Höhen abgeworfen.
Korrektur: Gemeinsame Absprachen treffen.

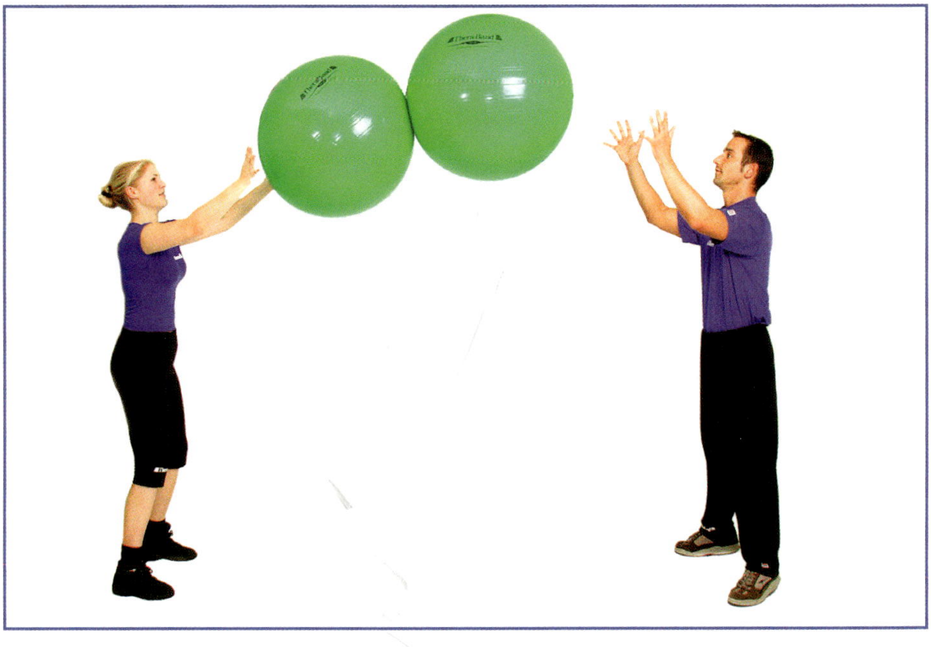

78 Schiefe Ebene

Beschreibung:
Eine rückengerechte Beugestellung durch Beugen der Knie und Beugung der Hüfte einnehmen. Der Oberkörper bleibt gerade und aufrecht, der Kopf wird in Verlängerung der Wirbelsäule gehalten. Den Ball hochführen und im Nacken ablegen.

Den Ball loslassen und mit beiden Händen hinter dem Rücken wieder auffangen, ohne dass der Ball zu Boden fällt.

Variation:
Schrittstellung anstelle eines parallelen Standes.

Wirkungsweise:
Verbesserung der Koordination, Schulung von Alltagsbewegungen.

Fehler: Der Oberkörper ist zu senkrecht, der Ball rollt nicht den Rücken hinunter.
Korrektur: Die Hüfte stärker beugen.
Fehler: Der Rücken ist rund.
Korrektur: Die Schulterblätter aktiv nach hinten unten ziehen. Vorstellung: Das Brustbein soll lang werden, der Brustkorb soll sich öffnen.

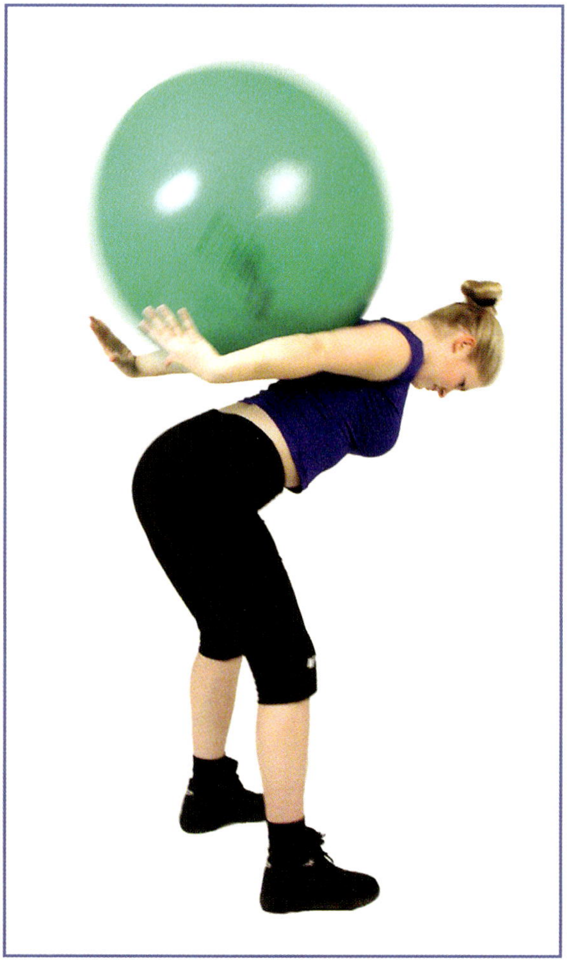

79 Ballkreisen

Beschreibung:
Aus einer rückengerechten Beugestellung und schulterbreiter Fußstellung den Ball zunächst um das rechte Bein, dann um das linke Bein in Kreisen rollen. Dabei soll der Rücken gerade bleiben und das Gefühl für einen sicheren Stand auf beiden Beinen wahrgenommen werden.

Variation:
Den Ball um beide Beine kreisen beziehungsweise prellen. Gegebenenfalls die Augen schließen.

Wirkungsweise:
Schulung der koordinativen Fähigkeiten, Kräftigung der Beinmuskulatur und der Rückenmuskulatur, Verbesserung von Alltagsbewegungen.

Fehler: Die Oberkörperspannung wird aufgegeben.
Korrektur: Die Schulterblätter aktiv nach hinten unten ziehen.

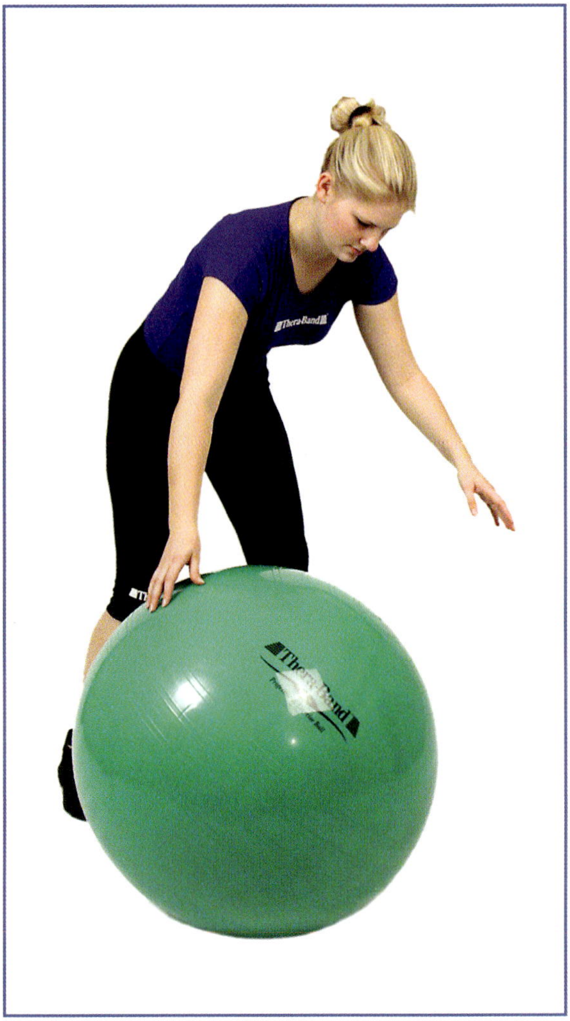

80 Tolle Rolle

Beschreibung:
Partnerweise einen Ball zwischen den Körpern einklemmen.
P1 kreist um P2, indem sich beide drehen.

Hinweis:
Beim Drehen die Rumpfspannung beibehalten.

Variation:
Den Ball um die Beine kreisen. Sich gegenseitig den Rücken massieren.

Wirkungsweise:
Verbesserung der Koordination und der allgemeinen Beweglichkeit.

Fehler: Der Ball fällt zu Boden.
Korrektur: Beide Partner üben Druck gegen den Ball aus und versuchen, durch geschickten Körpereinsatz den Ball stets auf der gleichen Höhe zu halten beziehungsweise ihn wieder dorthin zurückzubewegen.

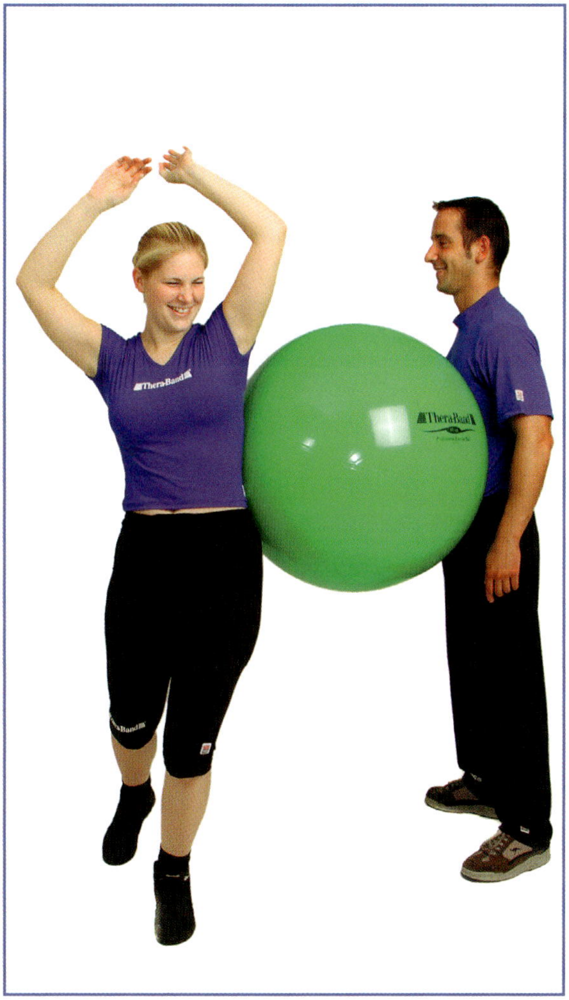

81 Applaus

Beschreibung:
Aus dem aufrechten Stand den Ball mit beiden Händen hochwerfen.

Während der Ball in der Luft ist, sooft wie möglich in die Hände klatschen. Den Ball wieder auffangen.

Hinweis:
Aus den Beinen heraus den Ball hochwerfen.

Variation:
Den Ball einmal aufprellen lassen, den Ball hinter dem Rücken fangen, den Ball aus der Rückenlage auf dem Boden hochwerfen.

Wirkungsweise:
Verbesserung der Koordination.

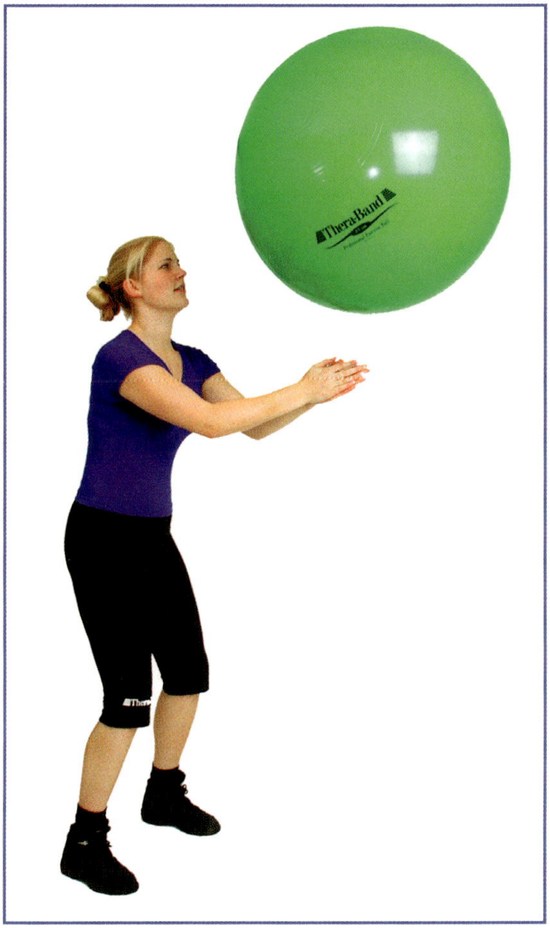

Fehler: **Der Ball wird mit gestreckten und durchgedrückten Beinen abgeworfen.**
Korrektur: **Die Ausholbewegung durch Beugung der Knie einleiten.**
Fehler: **Der Ball landet weit vor oder hinter dem Körper und kann daher nicht gefangen werden.**
Korrektur: **Bei stabilem Oberkörper die Schwungrichtung der Arme nach oben führen, nicht nach vorn oder nach hinten.**

82 Doppelprell

Beschreibung:
Aus einer leichten Beugestellung des Körpers mit zwei Bällen gleichzeitig prellen, wobei die Prellbewegung eine Ganzkörperbewegung ist. Die Fuß-, Knie-, Hüft-, Ellbogen- und Handgelenke beugen und strecken sich gleichmäßig und rhythmisch.

Variation:
Gegengleiches Prellen, im Gehen oder Laufen prellen. Während der Prellbewegung des Balls eine ganze Körperdrehung ausführen.

Wirkungsweise:
Schulung der koordinativen Fähigkeiten.

Fehler: Das gleichzeitige Prellen zweier Bälle gelingt nicht.
Korrektur: Zunächst mit einem Ball den Prellvorgang sowohl mit der rechten als auch mit der linken Hand üben. Dann beide Bälle aufnehmen, gleichzeitig fallen lassen und versuchen, in eine rhythmische Prellbewegung zu kommen.

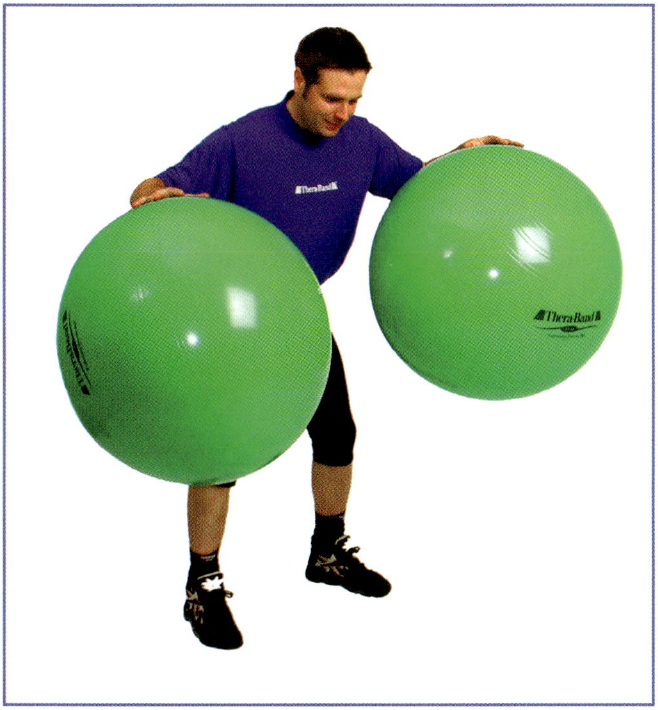

83 Hüpfen

Beschreibung:
In aufrechter Körperhaltung auf den Ball setzen und den Oberkörper stabilisieren. Das Brustbein zieht schräg nach vorne oben, die Rumpfmuskulatur ist angespannt, die Halswirbelsäule ist gestreckt. Sich hüpfend fortbewegen:

a. Die Arme seitlich hinter den Körper führen, die Hände an den Ball, beim Abdruck vom Boden und beim Abheben des Gesäßes vom Ball, diesen mit den Händen nachrollen.
b. Die Hände fassen seitlich an den Ball oder nehmen seitlich Schwung, während die Füße und Beine den Ball fest umklammern und ihn in der Flugphase an den Körper drücken (Vorsicht!).

Hinweis:
Nur spielbar, wenn die Übenden in der Lage sind, den Oberkörper zu stabilisieren!

Spielbar zur Streckenüberwindung oder in Staffelform, gegebenenfalls mit zusätzlichen Geschicklichkeitsübungen.

Wirkungsweise:
Stabilisation des Oberkörpers, Kraftschulung der Rumpfmuskulatur, Koordinationsverbesserung.

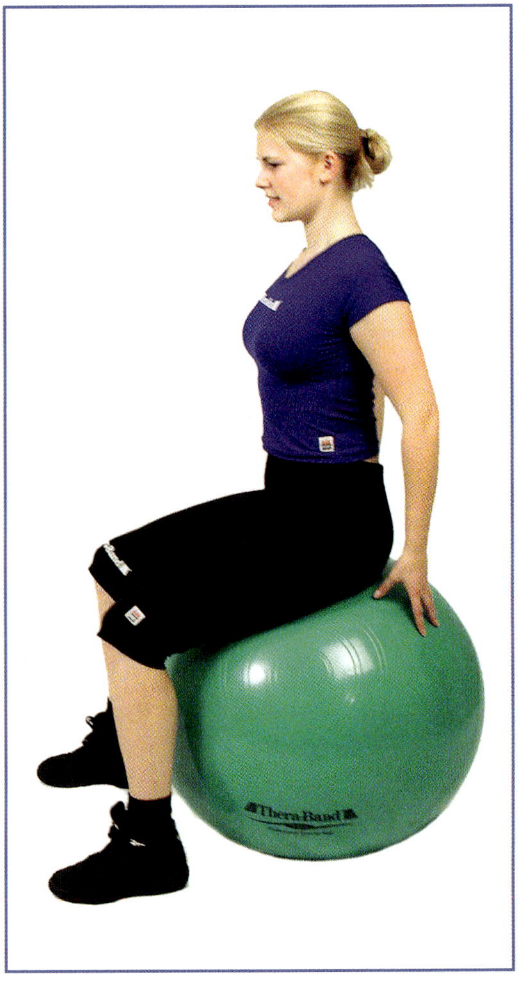

84 Hampelmann

Beschreibung:
Aufrechter Sitz auf dem Ball: Fußstellung, Beckenkippung, Brustkorbhebung, Halswirbelsäulenstreckung. Wippen. Dabei den Oberkörper stabilisieren, die aufrechte Sitzposition ständig unverändert beibehalten. Zusätzliche Bewegungen:

a. Hampelmann: Beine seitlich strecken und beugen, gleichzeitig die Arme seitlich über dem Kopf zusammenführen und wieder fallen lassen.
b. Überkreuzkoordination: Ellbogenspitze berührt gegengleiches Knie.
c. Seitlich auf den Ball schlagen im Rhythmus der Wippbewegung.

Hinweis:
Die Fähigkeit der Rumpfstabilisation während der Wippbewegung muss vorhanden sein.

Wirkungsweise:
Verbesserung der Koordination, Kraftschulung der Beinmuskulatur, Stabilisierung des Rumpfs.

Fehler: Der Oberkörper fällt in sich zusammen.
Korrektur: Die Schulterblätter nach hinten unten ziehen, die Spannung in der Rumpf- und Gesäßmuskulatur erhöhen.
Vorstellung: Das Brustbein wird an einem Faden nach vorne oben gezogen.

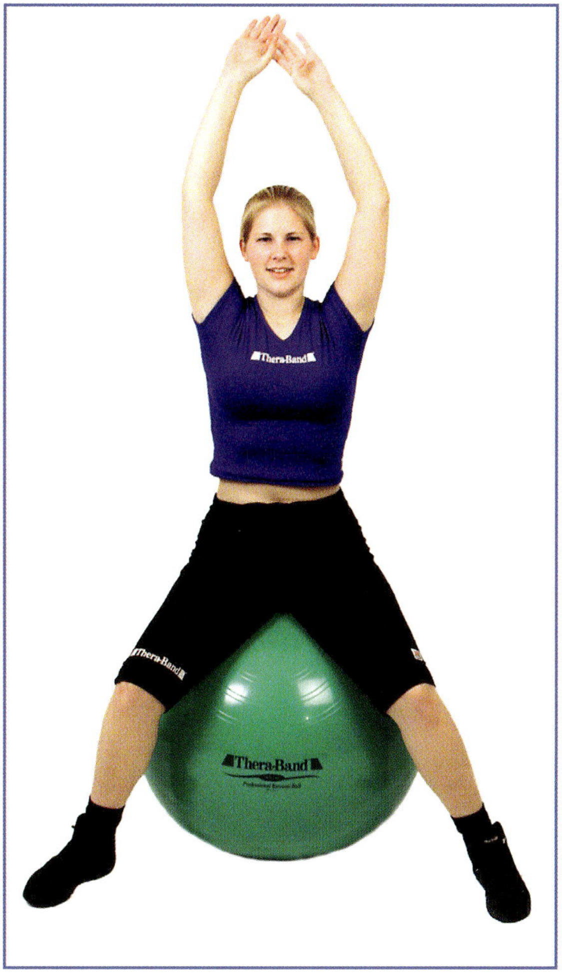

85 Balancieren im Vierfüßlerstand auf dem Ball

Beschreibung:
In Bauchlage auf den Ball legen und so weit mit gestrecktem Körper auf den stützenden Armen und Händen vorrollen, bis die Unterschenkel zur Ballauflage dienen.

Nun die Beine beugen, den Ball unter den Körper ziehen, langsam die Hände vom Boden lösen und mit ihnen am Ball hochklettern, während sich die Füße am Ball festklammern. Gegebenenfalls können jetzt die Knie noch ein wenig nach hinten geschoben werden, sodass es zum Vierfüßlerstand kommt.

Soll diese Position aufgelöst werden, dann verlagert sich der Körperschwerpunkt bewusst nach hinten. Die Füße kommen auf den Boden und damit der Körper zum aufrechten Stand zurück.

Hinweis:
Hilfestellung! Es ist ratsam, bei Anfängern immer mit Hilfestellung zu arbeiten. Diese steht vor dem Übenden, um ein Nachvornefallen des Übenden zu verhindern. Die Ballgröße muss auf den Übenden abgestimmt sein.

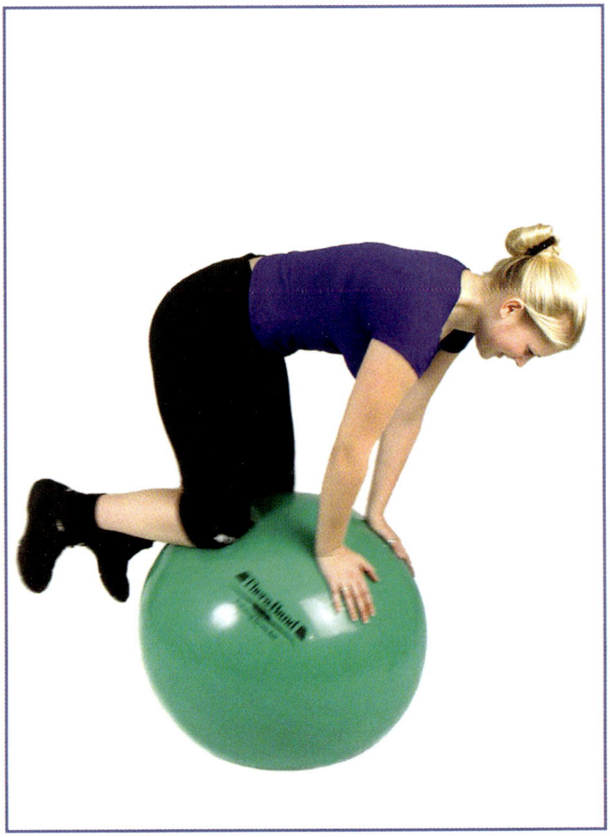

Variation:
Bei Fortgeschrittenen: Sich im Vierfüßlerstand auf dem Ball fortbewegen.

Wirkungsweise:
Schulung der Gleichgewichtsfähigkeit.

86 Balancieren im Kniestand auf dem Ball

Beschreibung:
Im Vierfüßlerstand auf dem Ball balancieren.

Um in den Kniestand zu gelangen, lösen sich allmählich die Hände vom Ball und es kommt zur Streckung in den Knie- und Hüftgelenken. Das Becken wird nach vorne geschoben, die Arme balancieren die Position seitlich neben dem Körper aus.

Hinweis:
Hilfestellung! Voraussetzung für diese Übung ist ein sicheres Gleichgewicht im Vierfüßlerstand auf dem Ball.

Variation:
Leichtes vor- und zurückrollen auf dem Ball, wippen.

Wirkungsweise:
Schulung der Gleichgewichtsfähigkeit.

Fehler: Gleichgewicht wird nicht gefunden.
Korrektur: Keine schnellen und überhasteten Bewegungen. Ausprobieren der optimalen Körperhaltung durch ständige Körpergewichtsverlagerung. Sensibel auf die Reaktion des Balls achten.

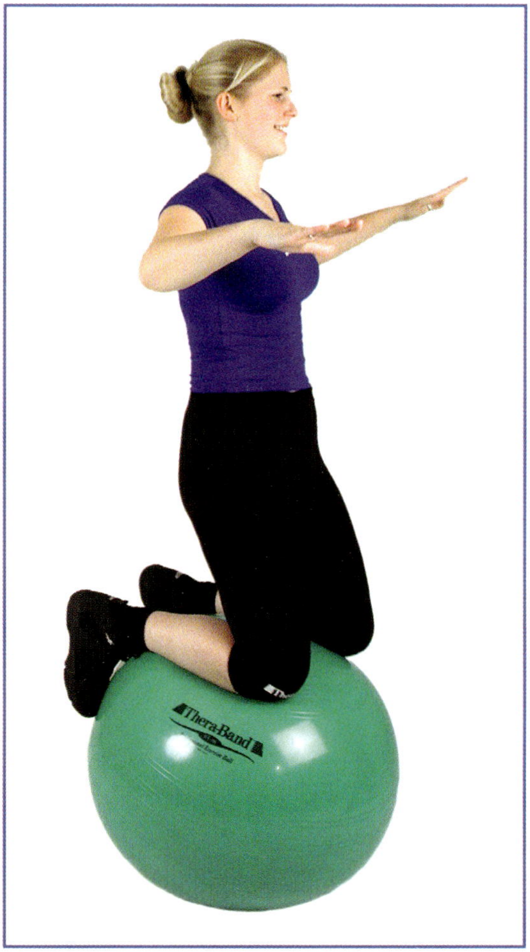

87 Standbild

Beschreibung:
In der Gruppe gemeinsam zu einem vorgegebenen oder einem ausgedachten Thema ein Standbild mit einem oder mehreren Bällen bauen.

Mögliche Themen können sein: Eiffelturm, Moleküle, Räder, Eisdiele, ...

Hinweis:
Verschiedene Themen können auf Kärtchen geschrieben und von den Gruppen gezogen werden. Prämierung des gelungensten Bildes.

Wirkungsweise:
Verbesserung der Koordination und des Miteinanders.

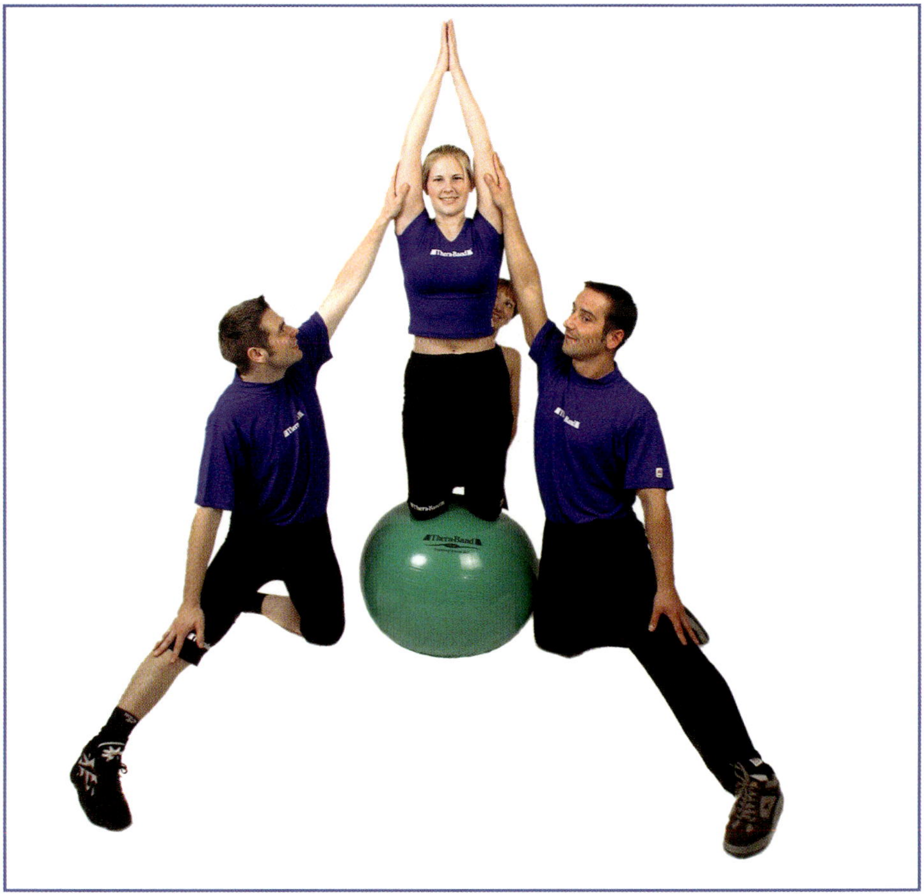

88 Wasserbett

Beschreibung:
Mindestens drei Bällen dicht nebeneinander legen und sich darauf eine möglichst bequeme und entspannende Position suchen.

Hinweis:
Motivation: „Es sich gut gehen lassen!“

Variation:
Ein Partner versucht, den Liegenden langsam in den Schlaf zu wippen.

Wirkungsweise:
Verbesserung der Koordination.

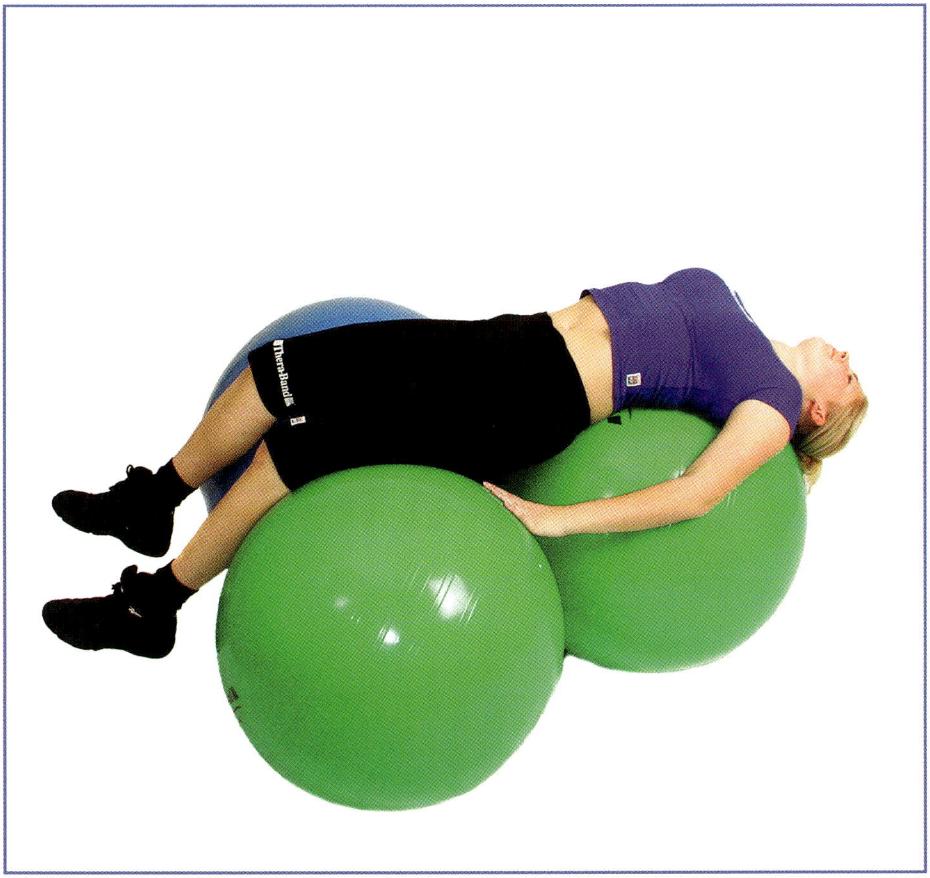

VIII Entspannungsübungen

89 Entspannungslage

Beschreibung:
In Rückenlage auf den Boden legen, Arme seitlich neben dem Körper ablegen, Handflächen nach oben. Die Beine im 90°-Winkel gebeugt auf dem Pezziball ablegen, der nahe beim Körper liegt.

Ruhig und gleichmäßig atmen, die Gedanken frei ziehen lassen, in den Körper hineinhören.

Hinweis:
Ein Kissen unter der Lendenwirbelsäule, dem Kopf oder den Knien kann die Entspannungsfähigkeit fördern.

Variation:
Die Beine langsam und rhythmisch strecken und wieder anziehen beziehungsweise nach links oder rechts bewegen. Arme in gebeugter Stellung hinter oder neben dem Kopf ablegen. (Meditativer) Musikeinsatz!

Wirkungsweise:
Förderung der allgemeinen körperlichen Entspannung, aktive Regeneration des Körpers, Entlastung und verstärkte Versorgung der Bandscheiben, Verbesserung der Streckfähigkeit der Wirbelsäule, freie Atmung.

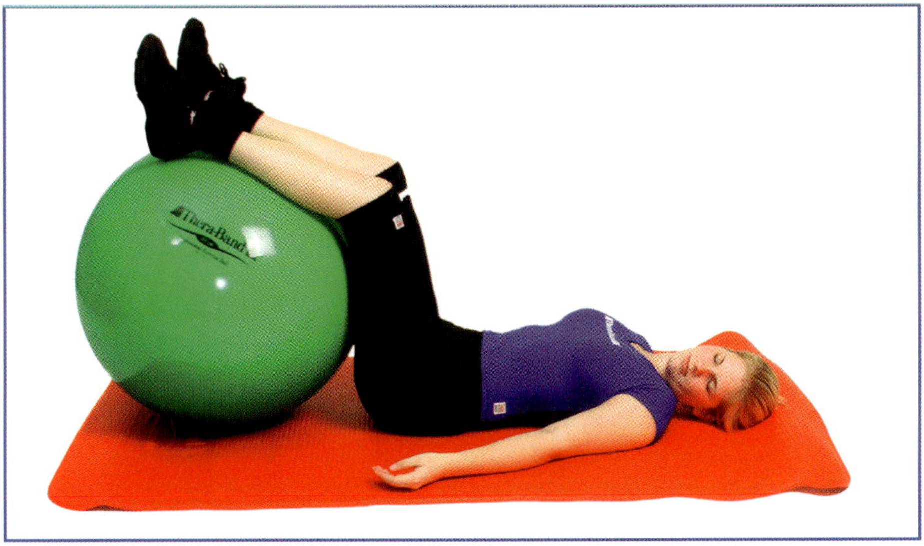

90 Flitzebogen

Beschreibung:

In Bauchlage entspannt über den Ball legen.

a. Den gesamten Körper über dem Ball hängen lassen, das Körpergewicht vollständig abgeben.

b. Kinn, Arme, Schultern, Oberschenkel, Knie kräftig an den Ball drücken, dabei eine intensive Körperspannung aufbauen, halten, anschließend den Körper entspannen und locker über dem Ball hängen; mehrere Wiederholungen.

c. Leichte Roll- oder Wippbewegungen über dem Ball.

Hinweis:

Ruhig und gleichmäßig atmen, eine tiefe Bauchatmung durchführen mit der Vorstellung: „Ich atme in den Bauch hinein."

Wirkungsweise:

Entspannung der Rückenmuskulatur, Dehnung der Rückenmuskulatur.

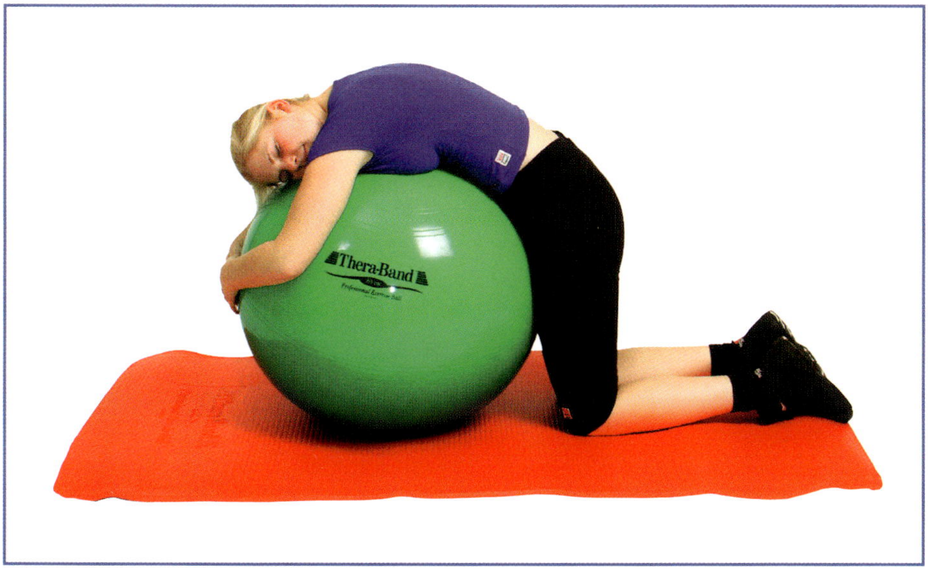

91 Bogenentspannung

Beschreibung:
In Rückenlage über den Pezziball legen und dabei entspannen. Zusätzlich können leichte Roll- oder Wippbewegungen den Entspannungszustand verstärken.

Wirkungsweise:
Entspannung der Rumpfmuskulatur, Verbesserung der Streckfähigkeit der Wirbelsäule, Dehnung der Bauch- und Brustmuskulatur.

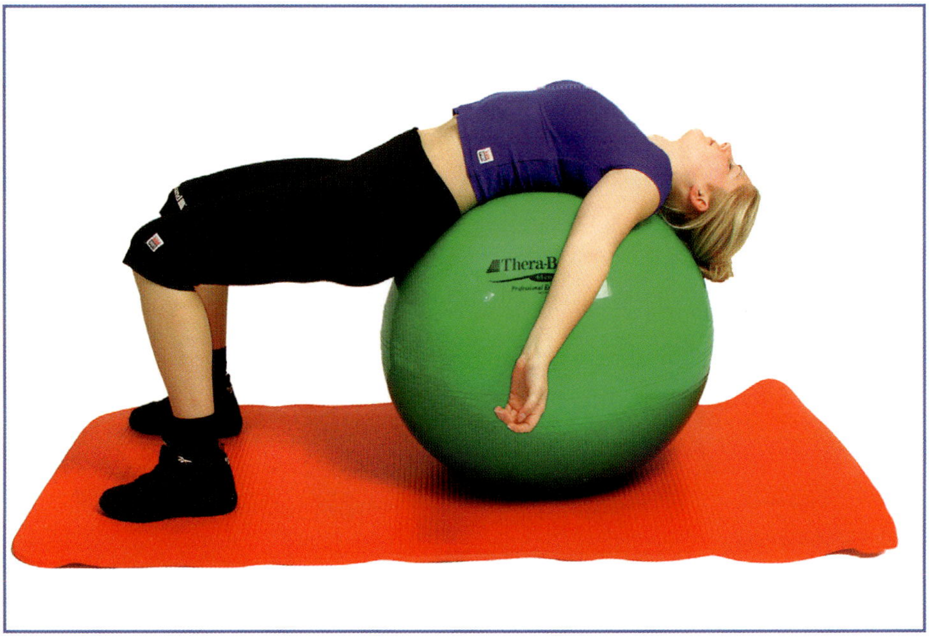

92 Sitzkreisel

Beschreibung:

Beide Partner lehnen sich im Sitzen gegen den Pezziball.

a. P1 führt leichte, kleinräumige und gleichmäßige Wippbewegungen mit dem Oberkörper gegen den Ball aus, P2 nimmt diese Bewegungen wahr und gewinnt daraus bei geschlossenen Augen einen angenehmen Entspannungseffekt. Aufgabenwechsel!

b. Beide Partner bewegen ihre Körper gleichzeitig gleichmäßig im Wechsel hin und her.

c. Beide Partner führen mit ihren Körpern leichte Kreisbewegungen aus. Der Ball unterstützt sie dabei.

Wirkungsweise:

Förderung der Entspannungsfähigkeit, allgemeine physische und psychische Entspannung.

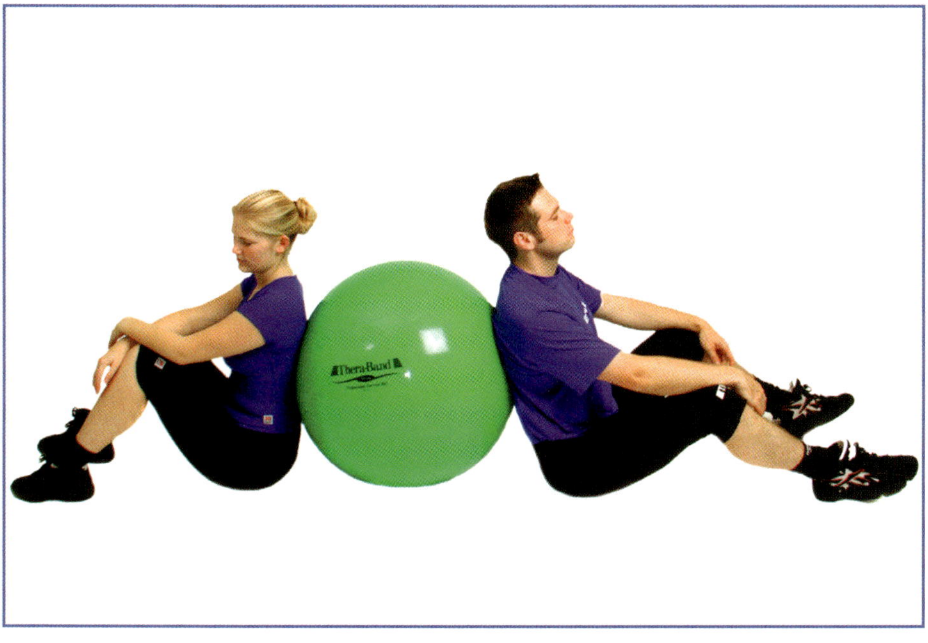

93 Rollmassage

Beschreibung:
P1 legt sich in Bauchlage auf den Boden und nimmt dabei eine möglichst bequeme und entspannte Körperposition ein, in der er seinen Körper nahezu vollständig an die Unterlage abgegeben hat. Gegebenenfalls legt er Arme und Beine weit vom Rumpf entfernt ab und schließt dabei die Augen, um die kommende Reaktion seines Körpers auf die Übung intensiv wahrnehmen zu können.

P2 rollt nun mit dem Pezziball alle Körperbereiche von P1 ab. Dabei können bestimmte Stellen intensiver abgerollt werden als andere und der Druck des Rollens kann variiert werden. Aufgabenwechsel!

Hinweis:
Die Partner sollten untereinander kommunizieren, damit die Rollmassage effektiv und wohltuend erfolgt. Beispielsweise können somit Druckstellen und Druckintensität partnergerecht reguliert werden.

Erstes Prinzip dabei: Die Übung sollte angenehm sein und entspannend wirken.

Variation:
Die Übung kann auch mit einem Igelball oder einem Gymnastikball durchgeführt werden. Die Körpererfahrungen werden dabei verschieden sein.

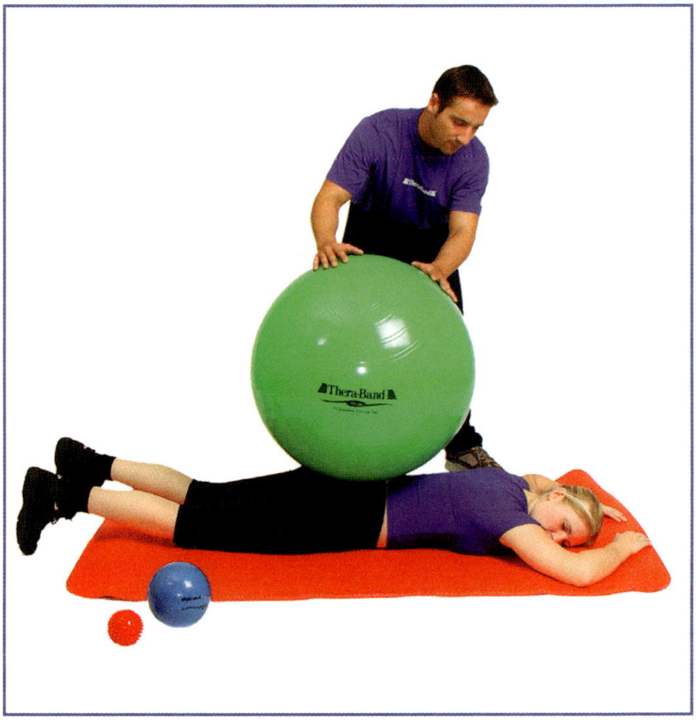

Wirkungsweise:
Förderung der Entspannungsfähigkeit, allgemeine physische und psychische Entspannung.

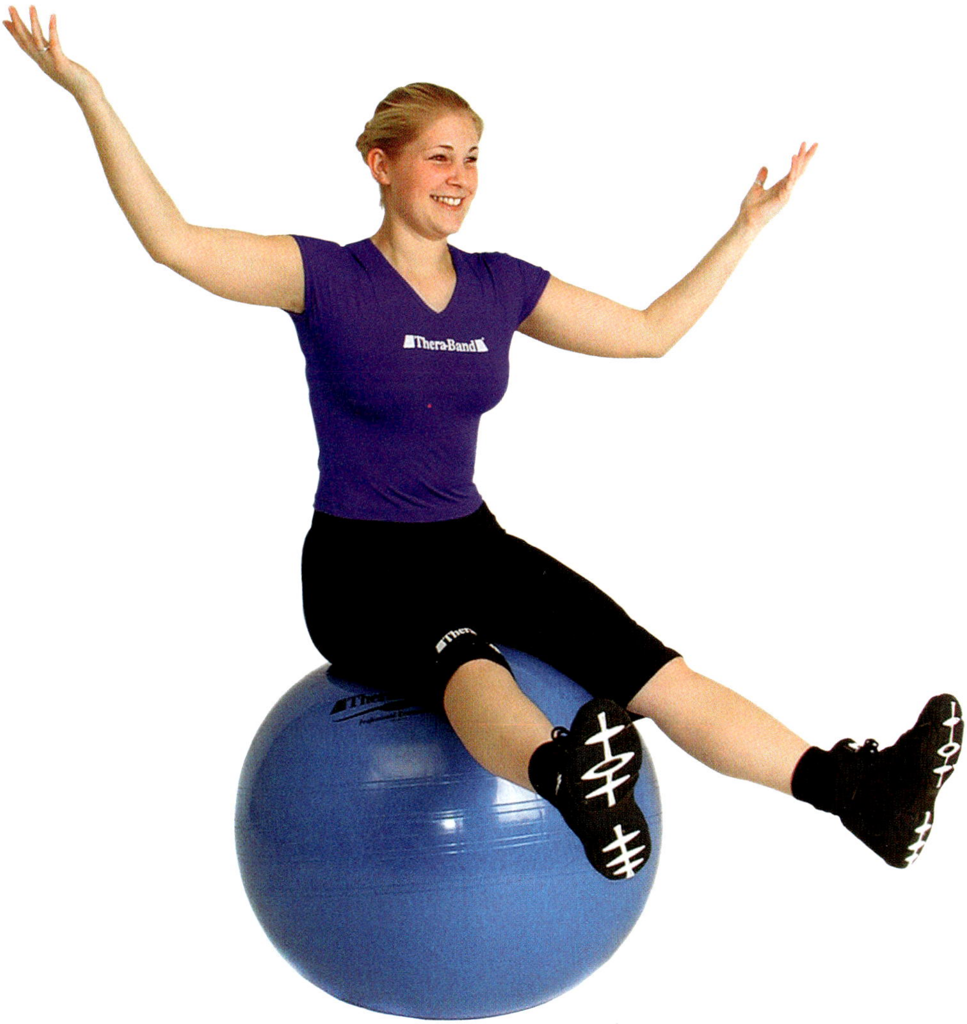
Thera-Band

IX Übungsprogramme

1 Leichtes Ganzkörperprogramm

Einstimmungsphase:

1. Schwingendes Becken (Übung 11)
2. Wippen (Übung 13)
3. Zuhören (Übung 15)
4. Rollkombination (Übung 19)

Kräftigungsphase:

5. Kantensitz (Übung 25)
6. Brücke (Übung 30)
7. Rutschiger Ball (Übung 39)
8. Ballstemmen (Übung 51)
9. Yogasitz (Übung 62)

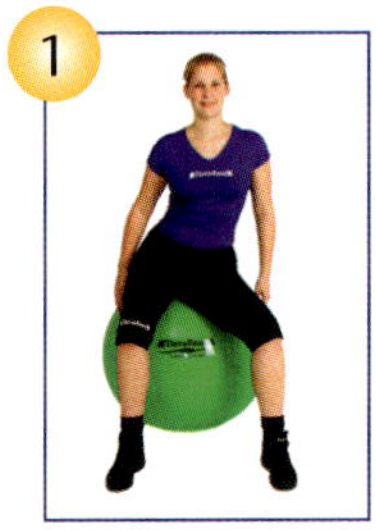

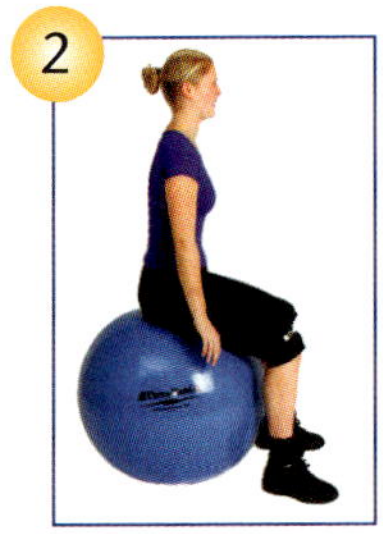

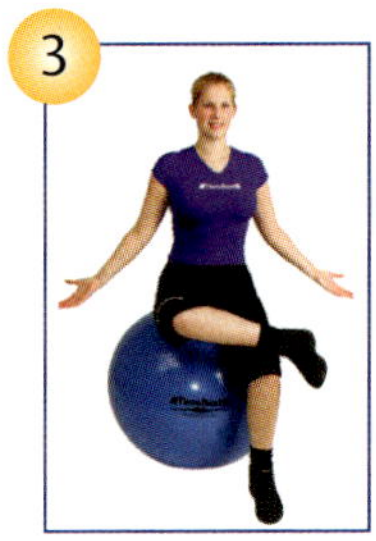

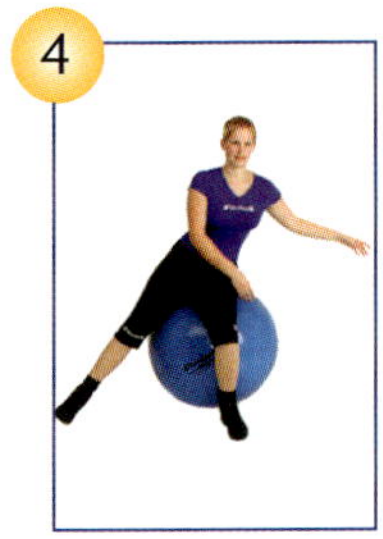

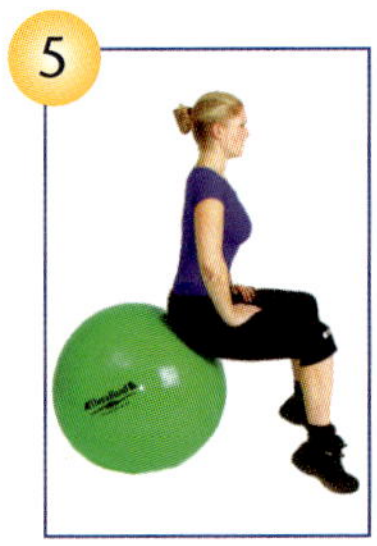

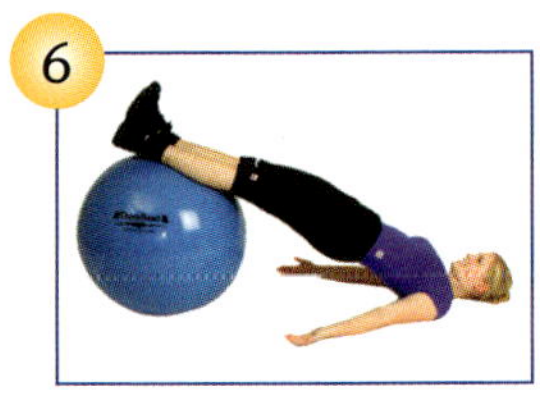

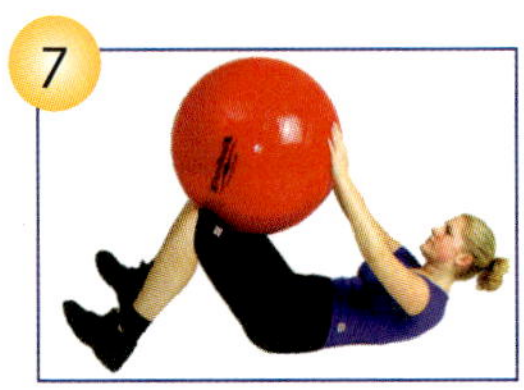

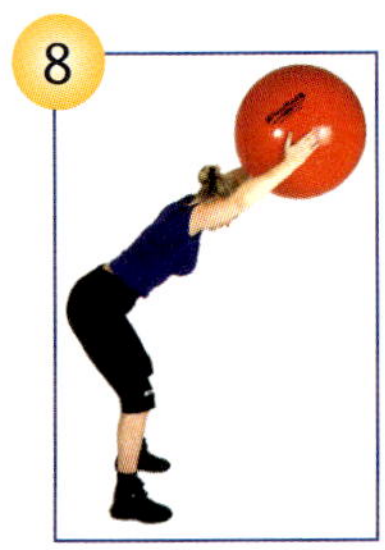

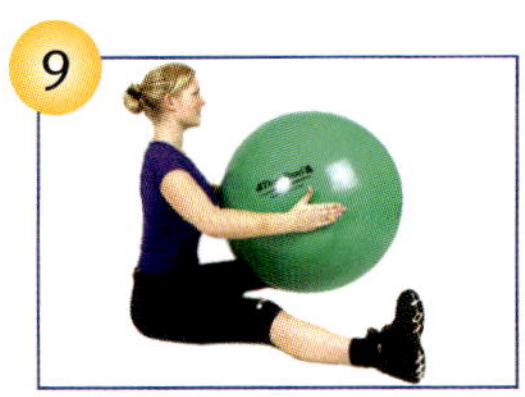

Dehn- und Mobilisationsphase:

10. Dehnung der Kniebeuger (Übung 21)

11. Einseitige Grätsche (Übung 22)

12. Körperumkreisen (Übung 54)

13. Armkreisen (Übung 65)

14. Bruststreckung (Übung 60)

10
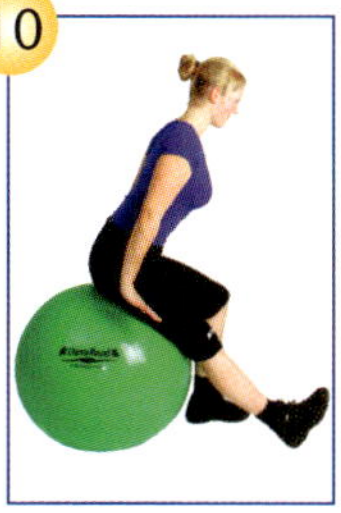

11
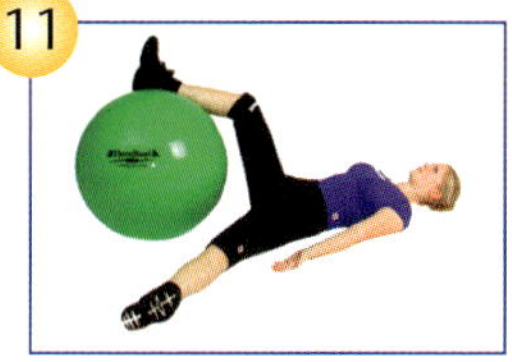

12
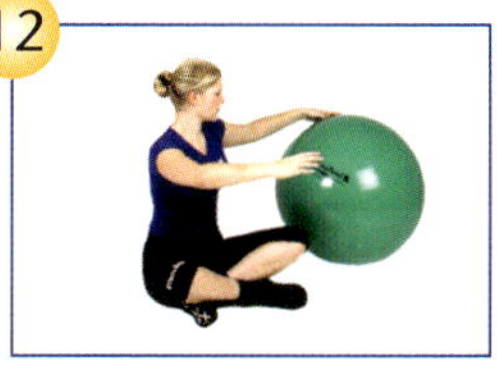

13
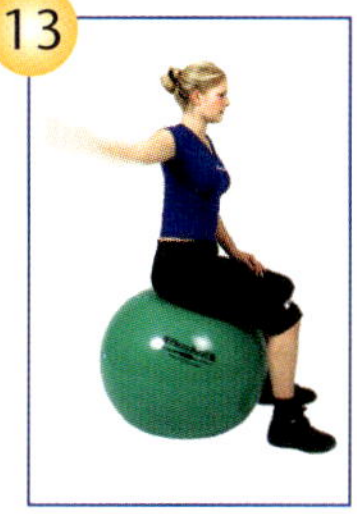

14
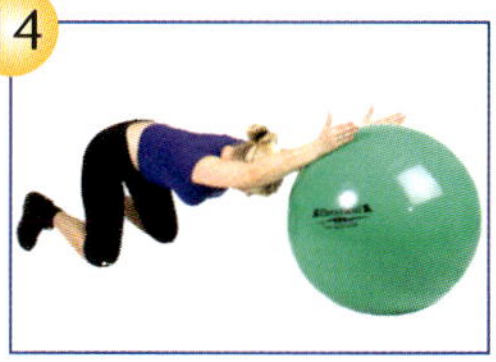

Ergänzende Übungsphase (Koordinationsübungen):

15. Schiefe Ebene (Übung 78)

16. Applaus (Übung 81)

17. Balancieren im Sitz (Übung 20)

15
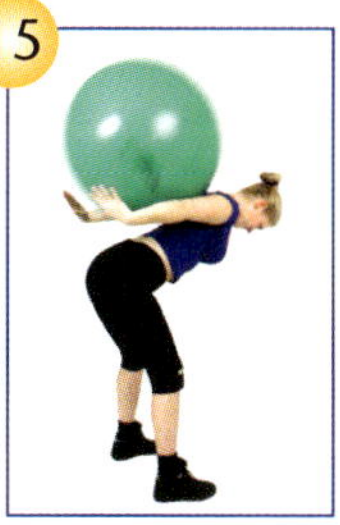

16
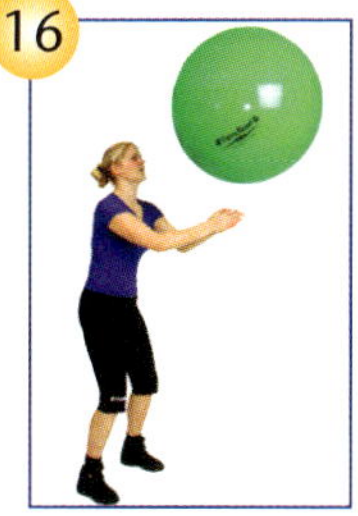

17
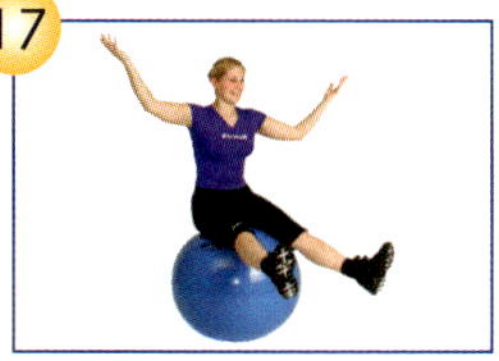

Entspannungsphase:

18. Entspannungslage (Übung 89)

18
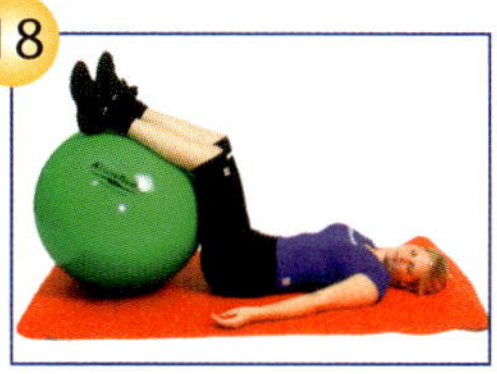

2 Schweres Ganzkörperprogramm

Einstimmungsphase:

1. Schwingendes Becken
(Übung 11)

2. Kasatschok
(Übung 17)

3. Gymnastischer Transfer
(Übung 18)

1
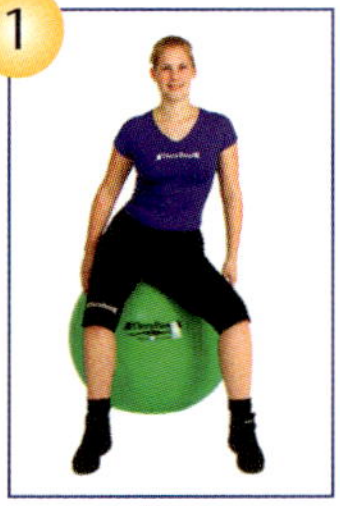

2
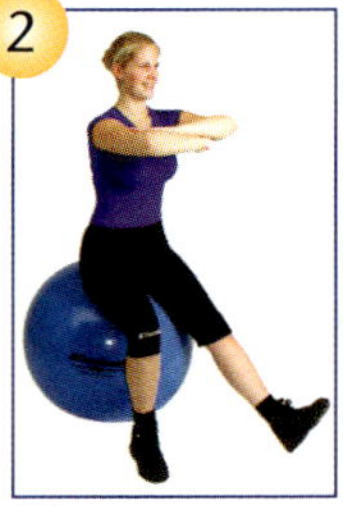

3
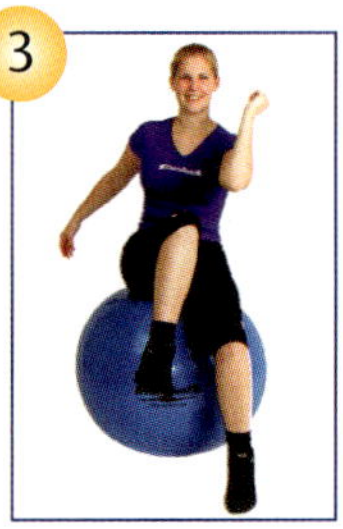

Kräftigungsphase:

4. Beckenlift
(Übung 24)

5. Feuerball
(Übung 26)

6. Ballerina
(Übung 31)

7. Gewichtiger Ball
(Übung 41)

8. Fliegender Ball
(Übung 42)

9. Drachenflug
(Übung 52)

10. Liegestütz bäuchlings
(Übung 64)

4
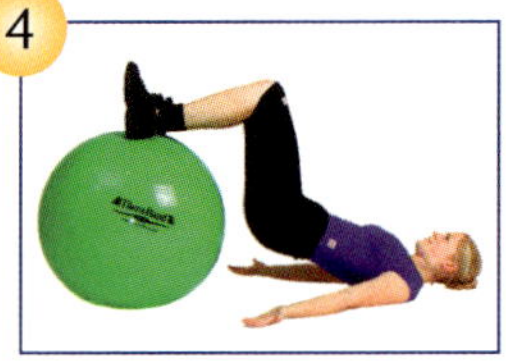

5
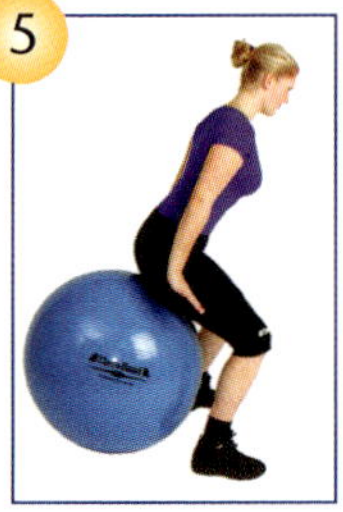

6
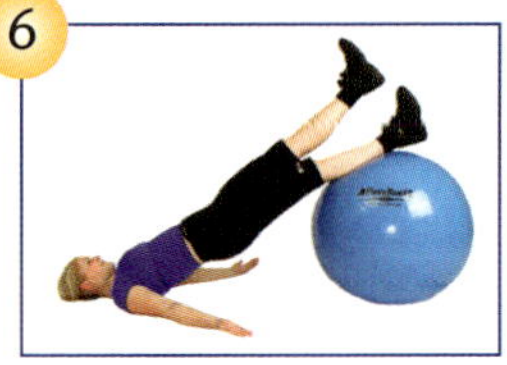

7
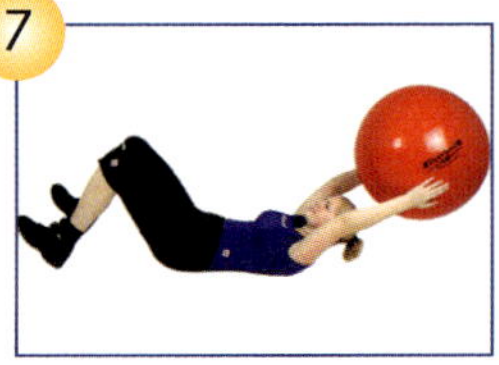

8
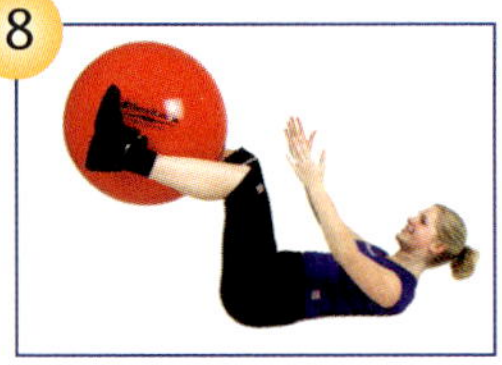

9
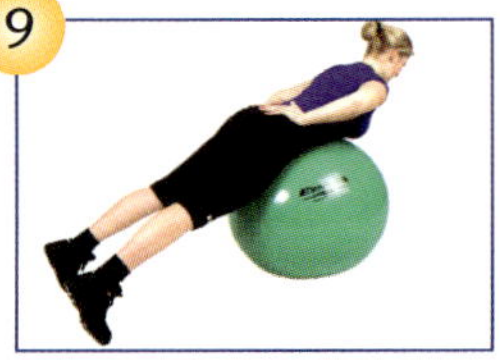

10
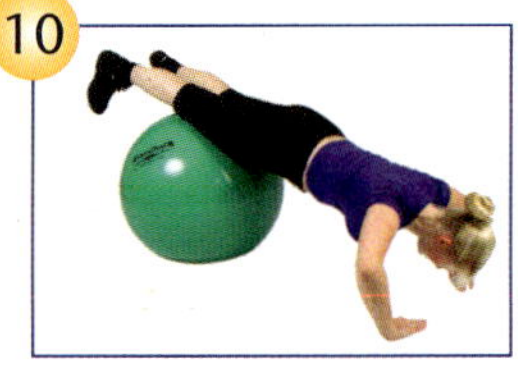

Dehn- und Mobilisationsphase:

11. Dehnung der Kniebeuger (Übung 21)

11
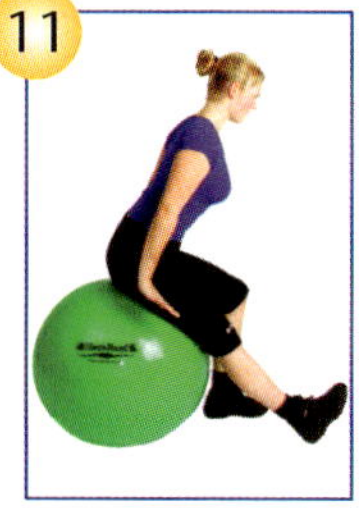

12. Rumpfbeuge (Übung 23)

12
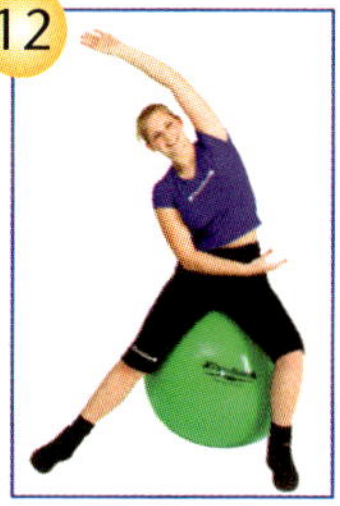

13. Beinüberschlag in der Rückenlage (Übung 29)

13
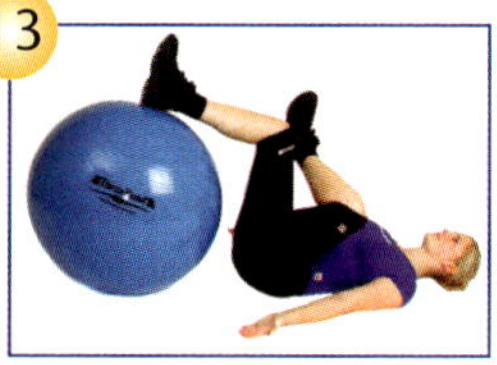

14. Zieh den Ball unter den Köper (Übung 34)

14
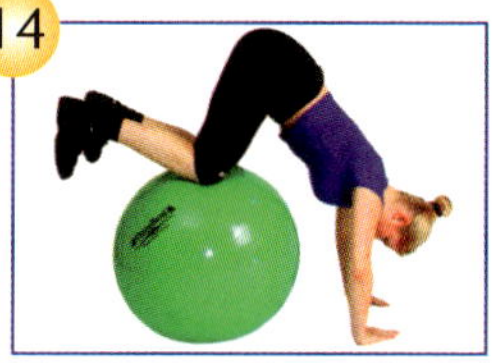

15. Ballumarmung (Übung 45)

15
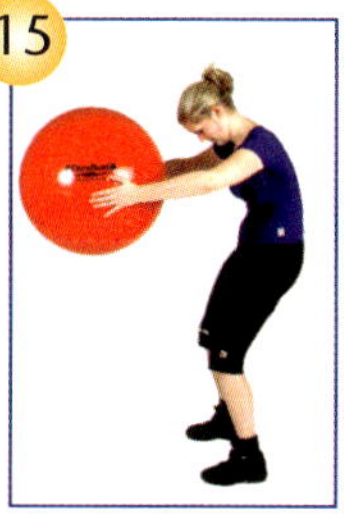

Ergänzende Übungsphase (Koordinationsübungen):

16. Körperdrehung (Übung 72)

16
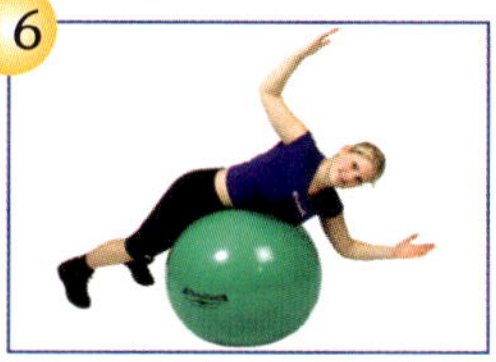

17. Hampelmann (Übung 84)

17
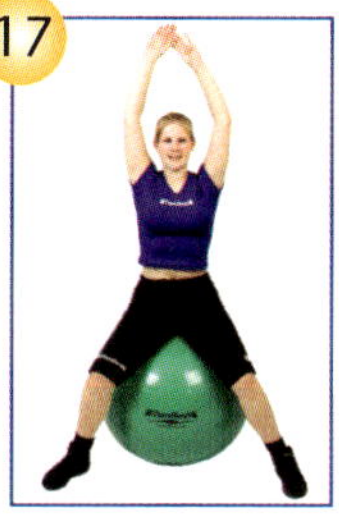

18. Balancieren im Vierfüßlerstand (Übung 85)

18
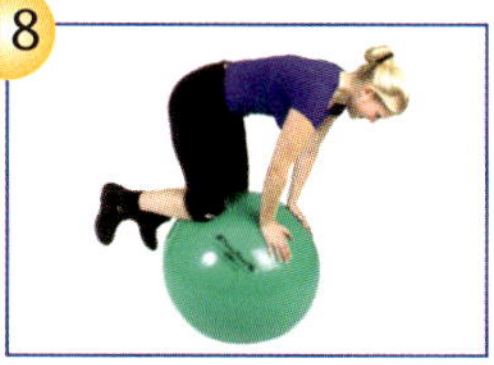

Entspannungsphase:

19. Flitzebogen (Übung 90)

19
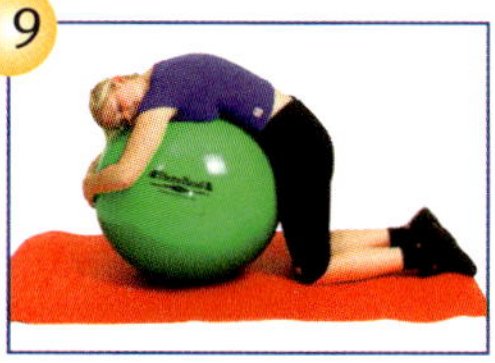

LITERATUR

Alexander, G.: Eutonie. Ein Weg der körperlichen Selbsterfahrung. München [5]1984.

Barlow, W.: Die Alexander-Technik. Gesundheit und Lebensqualität durch richtigen Gebrauch des Körpers. München 1983.

Boner, R., Gross, B. & Blum, E.: Gesunde Körperhaltung im Alltag nach Dr. med. Alois Brügger. Zürich [3]1989.

Diebschlag, W. et al.: Ergonomie des Sitzens. Landsberg/Lech 1992.

Feldenkrais, M.: Die Entdeckung des Selbstverständlichen. Frankfurt am Main 1985.

Herzog, K.: Körperbau und Bewegung. Stuttgart 1981.

Jordan, A.: „Fitness zu zweit". Partnerübungen mit dem Pezziball. *Turnen & Sport*, 73 (1999) 8, 4-6.

Jordan, A.: Rückentraining. Vielseitige Gymnastik für einen gesunden Rücken. Aachen 2001.

Jordan, A., Graeber, I. & Raabe, S.: Fit-Ball Aerobic. Ausdauerprogramme für Schule, Verein und Studio. Aachen [2]2000.

Jordan, A. & Hillebrecht, M.: Gesundheitstraining mit dem Fit-Ball. Aachen [2]1998.

Jordan, A. & Graeber, I.: Fitness zu zweit. Partnergymnastik – Kräftigen und Dehnen. Aachen 2000.

Keller, L.: Wirbelsäulengymnastik. Niedernhausen/Taunus 1992/1994.

Kempf, H.-D.: Die Sitzschule. Reinbek bei Hamburg 1994.

Kucera, M.: Gymnastik mit dem Hüpfball. Stuttgart, Jena, New York [5]1993.

Lubowsky, G.: Übungen und Spiele mit Therapiebällen. *Sport Praxis*, 1994, 4, 17-20.

Milz, H.: Der wiederentdeckte Körper. Vom schöpferischen Umgang mit sich selbst. München 1994.

Nachemson, A.: The Load on Lumbar Disks in Different Positions of the Body. *Clin. Orthop*, 45 (1966), 107-122.

Ott, D.: Funktionelle Dehn- und Kräftigungsgymnastik mit dem Pezziball. *Betrifft Sport*, 16 (1994) 4, 15-22.

Ott, D. & Schmidt, N.: Aquagymnastik. Körper- und Bewegungstraining im Wasser. Aachen 1995.

Reichel, H.-S., Schuck, M., Seibert, W., Hatzelmann, E. & Helmer, G.: Die Wirbelsäule: Prävention & Rehabilitation durch Bewegung & Entspannung. Oberhaching 1992.

Rößler, S.: Krankengymnastische Gruppenbehandlung – mit Pfiff. Stuttgart, Jena, New York ²1993.

Schmidt, N. & Hillebrecht, M.: Übungsprogramme zur Dehn- und Kräftigungsgymnastik. Aachen 1992.

Schoberth, H.: Richtig Sitzen, Besser Leben. Minden 1986.

Schoberth, H.: Orthopädie des Sitzens. Berlin 1989.

Trucco, U.: Spiel- und Übungsformen mit dem Gymball. Schorndorf 1998.

Weineck, J.: Sportanatomie. Erlangen ⁶1990.

Wilke, H.-J., Neef, P., Caimi, M., Hoogland, T. & Claes, L. E.: Neue intradiskale In-vivo-Druckmessungen bei Alltagbelastungen. In: Hefte zu „Der Unfallchirurg", Heft 271, Wilke, H.-J. & Claes, L.E. (Hrsg.): Die traumatische und degenerative Bandscheibe. Berlin, Heidelberg 1999, 16-24.

Bildnachweis:

Covergestaltung:	Sabine Groten, Aachen
Coverfoto:	©rjlerich2006, fotolia.com
Fotos (Innenteil):	Rudolf A. Hillebrecht
Grafiken:	Martin Hillebrecht

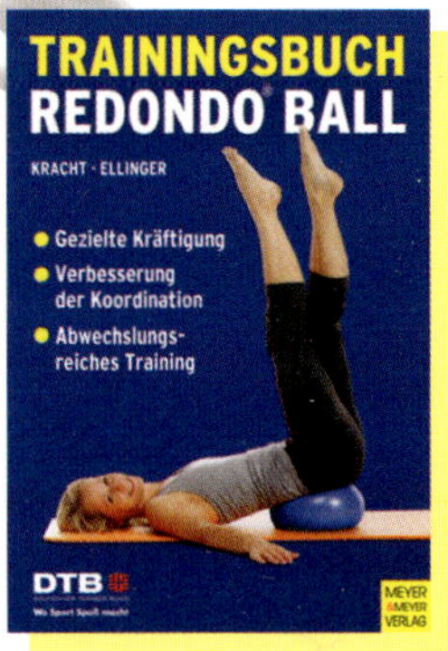

Wo Sport Spaß macht
Inge Kracht & Monika Ellinger
Trainingsbuch Redondo® Ball

201 Seiten, in Farbe
zahlreiche Fotos, 2 Abb.
Paperback mit Fadenheftung
16,5 x 24 cm
ISBN 978-3-89899-422-4
€ [D] 16,95/ SFr 29,00 *

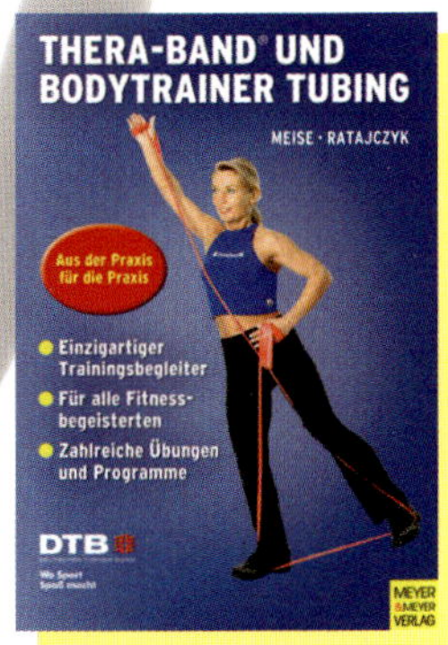

Wo Sport Spaß macht
Horst Meise & Gesine Ratajczyk
Thera-Band© und Bodytrainer Tubing
Aus der Praxis für die Praxis

2. Auflage
152 Seiten, in Farbe
232 Fotos, 8 Abb., 5 Tab.
Paperback mit Fadenheftung
16,5 x 24 cm
ISBN 978-3-89899- 372-2
€ [D] 16,95 / SFr 29,00 *

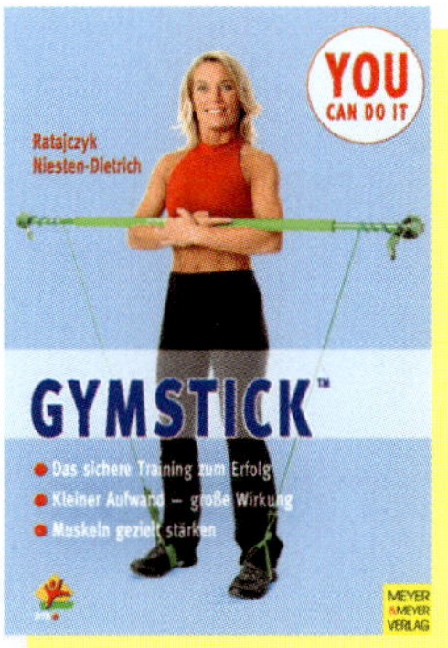

You can do it
Gesine Ratajczyk &
Udo Niesten-Dietrich
Gymstick™
Das sichere Training zum Erfolg

152 Seiten, in Farbe
234 Fotos, 5 Abb.
Paperback mit Fadenheftung
16,5 x 24 cm
ISBN 978-3-89899-333-3
€ [D] 14,95 / SFr 25,90 *

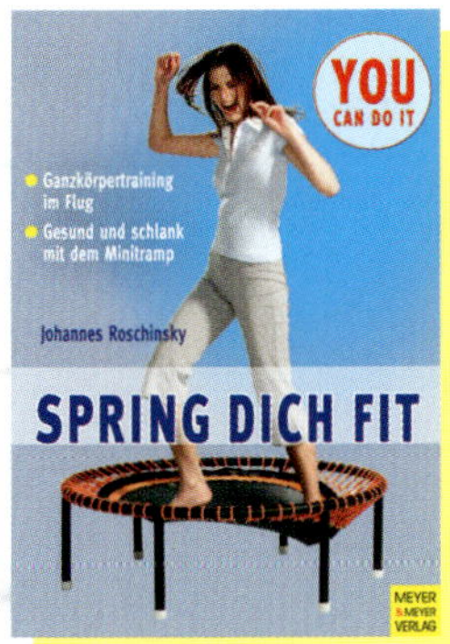

You can do it
Johannes Roschinsky
Spring dich fit
Gesund und schlank mit dem Minitramp

3. Auflage
168 Seiten, in Farbe
60 Fotos, 10 Abb., 15 Tab.
Paperback mit Fadenheftung, 16,5 x 24 cm
ISBN 978-3-89899-359-3
€ [D] 14,95 / SFr 25,90 *

* Preise in SFr unverbindliche Preisempfehlung

Bildnachweis: © Liv Friis-Larsen - Fotolia.com

MEYER & MEYER DER SPORTVERLAG

MEYER & MEYER VERLAG
Von-Coels-Str. 390
52080 Aachen

Tel.: 02 41 - 9 58 10 - 13
Fax: 02 41 - 9 58 10 - 10
E-Mail: vertrieb@m-m-sports.com

MEYER & MEYER VERLAG

www.dersportverlag.de

MEYER & MEYER VERLAG 25 JAHRE